Dr. Piet Auer-Grumbach

KORTISON

Dr. Piet Auer-Grumbach

KORTISON

Kneipp-Verlag Leoben · Wien · Bad Wörishofen · Stuttgart

ISBN 3-901794-06-9

Autor: Dr. Piet Auer-Grumbach, Gleichenberger Straße 8, 8330 Feldbach.

Titelbild: Gemälde von Raoul Dufy (1877 – 1953). Der französische Expressionist malte dieses Blumenbild aus Dankbarkeit für seine wiedererlangte Schaffenskraft und gab ihm den Titel »La Cortisone«. Den Maler plagte entzündliches Rheuma; er konnte seine Hände kaum noch bewegen. Dufy war einer der ersten Rheumatiker, die mit dem neu entdeckten Hormon Cortison behandelt wurden. Sein Zustand besserte sich rasch. Mit 73 Jahren begann eine neue Schaffensperiode des Malers. »La Cortisone« befindet sich heute im Besitz der Laboratoires Roussel in Paris.

Layout, Satz, technische Bearbeitung: Verlag des Österreichischen Kneippbundes Ges.m.b.H., Kunigundenweg 10, 8700 Leoben, Tel. 0 38 42 / 24 0 94, Fax 21 7 18 - 32.

Druck: Obersteirische Druckerei, A-8700 Leoben.

1. Auflage

Leoben, Februar 1998

Inhalt

Hinweis: *Medizin als Wissenschaft ist ständig im Fluss. Das Buch wurde sorgfältig an den aktuellen Wissensstand angepasst. Seit der Drucklegung neu gewonnene Erkenntnisse konnten nicht berücksichtigt werden.*

Geschützte Warennamen sind nicht besonders kenntlich gemacht. Aus dem Fehlen dieser Kennzeichnung kann nicht geschlossen werden, dass es sich um freie Warennamen handelt.

Vorwort

Besseres Verständnis für Arzt und Patient durch Hintergrundinformation

Nach längerer Berufstätigkeit als Arzt sammelt sich Wissen an, das nicht direkt mit den zu behandelnden Krankheiten zu tun hat, aber dennoch interessant ist und wichtige Hintergrundinformationen enthält. Das Verständnis für Krankheit und Behandlung bei dem behandelnden Arzt und bei den betroffenen Kranken wird dadurch gefördert. Dieses bessere Verständnis bedingt einen überlegteren Einsatz von Medikamenten durch den Arzt und eine verbesserte Mitarbeit durch die Patienten. Die Vermittlung dieses Wissens ist wünschenswert, aber in der beschränkten Zeit der Sprechstunde nur ansatzweise durchführbar.

Fehlreaktionen des körpereigenen Immunsystems

In meiner Tätigkeit in der Ambulanz für Immundermatosen der Hautklinik Graz hatte ich mit Patienten zu tun, deren Krankheit durch eine Fehlreaktion des körpereigenen Abwehrsystems bedingt war und die gegenwärtig nur durch ein Einbremsen dieser überschießenden Reaktionslage behandelt werden können. Das dafür hauptsächlich zur Verfügung stehende Medikament ist Kortison. Ich konnte somit reichlich Erfahrungen mit den Präparaten, aber natürlich auch mit den Reaktionen der Patienten, ihren Ängsten und Wünschen sammeln. Dabei musste ich feststellen, dass eine »Grundausbildung« der Betroffenen über Kortison zwar unbedingt nötig, aber in Schriftform zum ruhigen Nachlesen zu Hause nicht vorhanden ist.

Die Situation beim Arztbesuch ist ja ungewohnt, neu, mit Ängsten belastet und einer Aufnahme von Informationen nicht dienlich. Dazu kommt noch, dass

Arzt und Patient teilweise verschiedene »Sprachen« sprechen. Der Patient will wissen, was für eine Erkrankung vorliegt, wie die Aussichten sind und welche Behandlungsmöglichkeiten es gibt. Die Beschwerden stehen dabei im Vordergrund. Für den Arzt ist ebenfalls wichtig zu wissen, welche Erkrankung vorliegt, weil das die Grundlage jeder weiteren Handlung ist. Die Beschwerden sind aber nur ein Teil der erhobenen Befunde und werden der Suche nach dem betroffenen Organ oder Organsystem untergeordnet. Aufgrund des Berufswissens kennt der Arzt die passende Behandlung und weiß, dass die Aussichten (Prognose) sehr unterschiedlich sein können und von vielen unwägbaren Zusatzfaktoren abhängen können. Daher werden die für den Patienten so wichtigen Entscheidungsabläufe und Informationen oft nicht klar genug mitgeteilt. Deswegen reden Arzt und Patient oft ohne bösen Willen aneinander vorbei.

Aus diesem Grund ist eine klare Information, möglichst auch zum wiederholten Aufnehmen, sehr wichtig. Dieses Buch soll diese Aufgabe erfüllen, ohne langweilig oder einseitig zu sein. Wir haben es mit der Vielfalt des Lebendigen zu tun, möge also auch dieses Werk ein Abbild der faszinierenden Wirklichkeit sein.

Der Weg zum Kortison – eine Kulturgeschichte...

Die Konstruktion einfachster Lebewesen

Als das Leben vor Jahrmillionen begann immer kompliziertere Formen zu entwickeln, stellte sich sehr rasch heraus, dass Wachstum und Spezialisierung zu neuen Problemen führen, die die allereinfachsten Lebewesen nicht gekannt hatten.

Vom Einzeller zu mehrzelligen Gebilden

Die einfachsten Lebewesen bestanden nur aus einer einzigen mikroskopisch kleinen Zelle, die im Urmeer schwamm und dort alles vorfand, was zum Leben nötig war. Sämtliche Bausteine und Verbrauchsgüter waren ständig vorhanden. Als aber im Laufe von langen Zeiträumen Organismen entstanden, die aus mehreren Zellen bestanden, traten erste Probleme auf: War es in einer Zelle egal, von wo ein benötigter Stoff in dieses kugelige Gebilde eintrat, so gibt es bei mehrzelligen Gebilden ein Außen und Innen, ein Links und Rechts, ein Oben und Unten sowie ein Hinten und Vorn. Da die Zellen voneinander durch Membranen getrennt sind, muss ein Stoff, der im Inneren benötigt wird, zum einen zielgerichtet nach innen wandern und zum anderen Zellgrenzen überwinden.

Mit diesem Problem entstand der Zwang zur Spezialisierung von Leistungen. Von nun an konnte nicht mehr jede Zelle alles, was ein Lebewesen braucht, zur Verfügung stellen. Es musste eine Verbindung zwischen den Zellen geschaffen werden, damit die neu aufgetretenen unterschiedlichen Funktionen harmonisch zusammenspielen.

Eiweiße und DNS als Bausteine des Lebens

Da zeigte sich, dass neben den Eiweißen, die jeden Körper aufbauen, weitere Bausteine gebraucht wurden, die die Natur in höheren Lebewesen neu erschuf. Zum einen war das ein Archiv für den Bauplan des Lebewesens, die Erbsubstanz. Sie besteht nicht aus Eiweißen, da diese viel zu leicht um- und abgebaut werden können und somit ein ungeeignetes Material für dauerhafte Aufgaben sind. Daher werden stabile Materialien, sogenannte Desoxyribonukleinsäure-Verbindungen (DNS) verwendet.

Die Steuerung der Lebensvorgänge durch Botenstoffe

Jetzt musste noch ein zweites Problem gelöst werden: Wie weiß nun ein bestimmter Zellbestandteil, wann er etwas zu tun oder zu lassen hat? Die Lebewesen brauchen also nicht nur Baupläne, sondern auch Befehle, die die Steuerung übernehmen, damit aus dem Plan auch etwas entstehen kann.

Zellbestandteile brauchen für gute Leistungen die optimale Umgebung

Drittens kommt noch dazu, dass die Umgebung, in der die Zellbestandteile ihre Leistungen erbringen, für das optimale Ergebnis angepasst sein muss. In höheren Organismen gibt es daher im Körper Bereiche mit hoher Konzentration von Mineralstoffen und solche mit niedriger, Bereiche mit hohem und mit niedrigem Säurewert, wasserreiche und wasserarme Gebiete und anderes mehr. Das Leben besteht unter anderem auch darin, diese Unterschiede aufrechtzuerhalten, da sonst von selbst immer ein Ausgleich erfolgen würde. Diese Unterschiede in den Konzentrationen der Stoffe müssen laufend gemessen und eingestellt werden. Auch dafür braucht das Leben Steuerungselemente. Bis heute ist eine Unzahl von Substanzen entdeckt worden, die diese Aufgaben wahrnehmen. Dieses Buch beschäftigt sich mit einer Gruppe dieser Substanzen, den Steroiden.

Hormone sind Botenstoffe

In einem komplizierten, vielzelligen Organismus gibt es viele Anforderungen, die erfüllt werden müssen und die einander oft rasch wechselnd widersprechen. Beispielsweise kann der Blutdruck beim ruhigen Gehen ohne weiteres einen ausreichenden mittleren Wert einhalten. Wenn man aber plötzlich einem Autobus nachlaufen muss, braucht der Körper rasch mehr Energiestoffe, die durch einen erhöhten Blutdruck über den Kreislauf schnell angeboten werden müssen. Wie soll das Herz wissen, dass mehr Leistung verlangt wird? Es sieht den Bus ja nicht. Das geschieht nun unter anderem durch Botenstoffe, die über die Blutbahn verteilt werden und in unserem Beispiel eben dem Herz den Befehl zu erhöhter Arbeit geben. Diese Botenstoffe nennt man Hormone.

Hormone veranlassen Teile des Körpers zu notwendigen Tätigkeiten

Die Aufgabe eines Hormons ist es, Teile des Körpers zu einer bestimmten Tätigkeit zu veranlassen, nachdem zuvor die Notwendigkeit für diese Änderung von anderen Körperteilen festgestellt wurde. Hormone können aus unterschiedlichen Bestandteilen bestehen. Die bekanntesten Vertreter sind Eiweißkörper. Sie haben den Vorteil, rasch aufgebaut und wieder abgebaut zu sein, wenn sie nicht mehr gebraucht werden.

Ein Beispiel ist das Insulin. Steigt der Blutzucker nach der Nahrungsaufnahme, so wird mehr Insulin zur

Fehlt Insulin, entsteht die Zuckerkrankheit

Verfügung gestellt, damit der Zucker in die Zellen aufgenommen werden kann und als Energielieferant zur Verfügung steht. Fehlt Insulin, lagert sich der Zucker »irgendwo« ab, und es entsteht durch diese Fehlsteuerung eine Krankheit: die Zuckerkrankheit. Da eine benötigte Leistung nicht nur angefordert, sondern auch abgeschaltet werden muss, wenn sie nicht mehr benötigt wird, haben die Hormone Gegenspieler, die diesen Ausgleich vornehmen. Diese Substanzen werden von jedem Lebewesen etwas unterschiedlich hergestellt.

Das Geschlechtshormon ist bei nahezu allen Lebewesen gleich

Für die Steuerung der wichtigsten Funktionen im Körper verwendet die Natur aber wegen ihrer raschen Zersetzbarkeit nicht Eiweißhormone. Für Vorgänge, die in jedem Lebewesen gleich ablaufen, wie etwa das Wachstum oder die Geschlechtsfunktion, hat die Natur gelernt, sparsam nur wenige Substanzen einzusetzen, die von primitiven Lebewesen bis zum Menschen nahezu unverändert sind. So ist das Geschlechtshormon, das dem Hahn den Kamm wachsen lässt und dem Mann den Bart gleich!

Steroidhormone beeinflussen die Tätigkeit der Zelle

Neben den Eiweißhormonen, die also sozusagen die Feinarbeit machen, gibt es Steroidhormone, die die Basisarbeit leisten. Eiweißhormone bringen die Zelle zu der Tätigkeit, für die sie ohnehin bestimmt ist. Steroide aber können die Tätigkeit einer Zelle in verschiedene Richtungen beeinflussen – und das ist ihre Besonderheit. Steroide sind also Lebensbausteine (Moleküle), die die Natur im Laufe der Evolution (Entwicklung der Lebewesen) kaum verändert hat und für dieselben Aufgaben in niederen und höheren Lebewesen einsetzt. Das allein zeigt schon ihre überragende Stellung. Sie sind Moleküle mit einem unvorstellbaren Alter von einigen Millionen Jahren, die ebenso wie die DNS der Erbsubstanz zur Basis des Lebens überhaupt zählen.

Aufbau und Funktion von Steroidhormonen

Kohlenstoffatome verbinden sich zu Fünf- oder Sechsecken: Steran-Ring

Wie sind nun diese Hormone gebaut und welche verwandten Strukturen gibt es? Zur Beantwortung dieser Frage beschäftigen wir uns ein klein wenig mit Chemie. Das ist weder schwer noch langweilig – aber man gewinnt sehr viel Verständnis für das Funktionieren von Lebensvorgängen. Also, das Rückgrat der meisten Substanzen des Lebendigen besteht aus aneinandergekoppelten Atomen von Kohlenstoff (abgekürzt C). Diese Atome haben nun die Neigung, sich unter bestimmten Bedingungen stabil ringförmig zu Fünfecken und Sechsecken zusammenzuschließen. Diese Ringe können sich wiederum untereinander verbinden. Die Abbildung auf Seite 16 zeigt den schrittweisen Aufbau eines Steran-Ringes.

Dieses einfache Grundgerüst ist sofort aufgrund seiner einprägsamen Form erkennbar und einer der wichtigsten Grundbausteine des Lebens. Der Steran-Ring hat einige bedeutende Eigenschaften, welche die Natur ausnützt.
Diese Verbindung findet Verwendung zum Bau von Fettstoffen wie Cholesterin, von Gallensäuren, Vitaminen, Hormonen und Krötengiften im Tierreich. Im Pflanzenreich sind teils nicht aktive Verbindungen, teils hochwirksame Drogen wie das Herzgift Digitonin aus diesem Grundgerüst aufgebaut.

Unterschiedliche Wirkungen entstehen durch weitere angehängte Atome

Die unterschiedlichen Wirkungen werden dadurch erzielt, dass an den Eckpunkten des Steran-Ringes weitere Atome angehängt werden, die die Wirkung verändern. Abbildung S. 17 zeigt einen schematischen Ausschnitt aus dieser Vielfalt. Es sind nur Wirkungen, die für die Medizin von Interesse sind, dargestellt.

Steran-Ring

C + C + C + C + C =

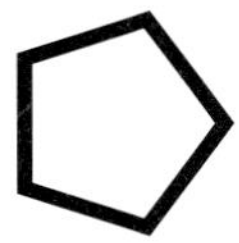

C + C + C + C + C + C =

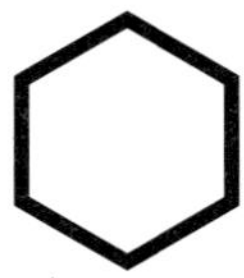

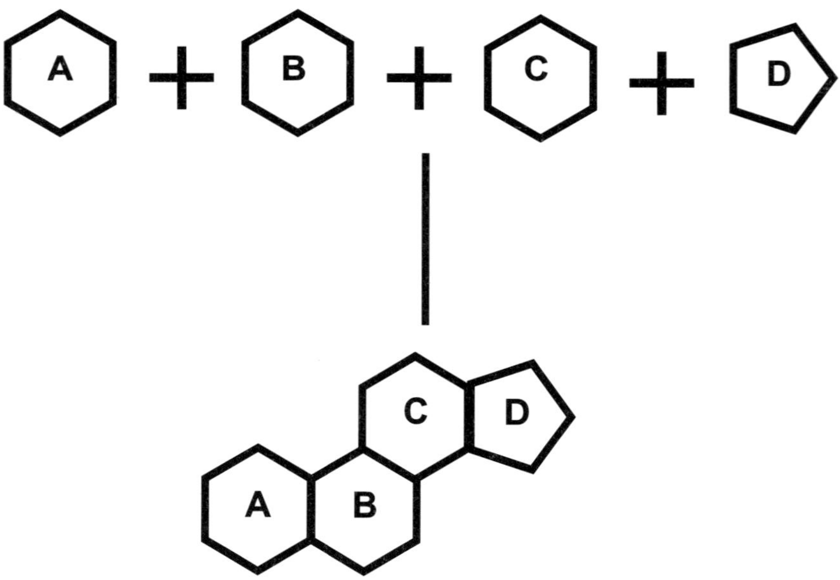

Der Aufbau des Steran-Ringes aus Ketten von Kohlenstoffatomen

gelb = entzündungshemmende Wirkung verstärkt
rot = örtliche Wirkung im Gewebe (z. B. Haut) verstärkt
grün = Wasserlöslichkeit verbessert
violett = verminderte Wasserrückgewinnung aus der Niere

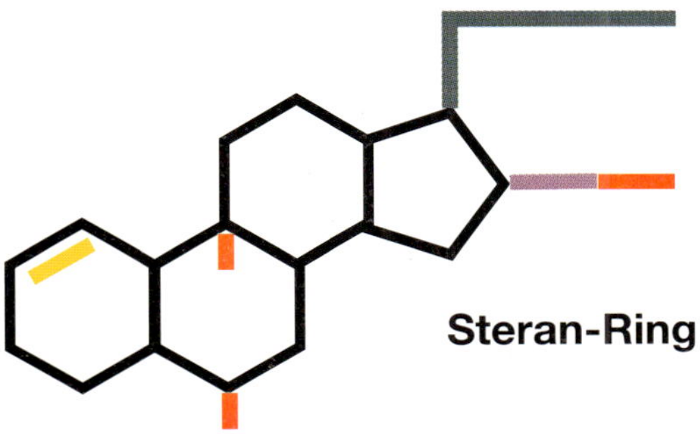

Bunt markierte Stellen zeigen, wie die Wirkung eines Steroidmoleküls durch Zugabe weiterer Bestandteile verändert werden kann.

Die Natur steuert mit diesem Prinzip alle zentralen Lebensvorgänge

Wir haben es also mit einem der grundlegenden Lebensprinzipien zu tun, mit dem die Natur seit Millionen Jahren vom Bakterium bis zum Menschen in zahllosen Varianten arbeitet, um zentrale Lebensvorgänge mit einem Prinzip zu steuern. Der Mensch musste erst lernen, dieses Prinzip zu erforschen und es in weiterer Folge zu seinen Gunsten auszunutzen.

Einzelne Wirkungen dieser Substanzgruppe waren bereits den alten Ägyptern bekannt. Die Wirkungen des roten Fingerhutes wurden in der Vergangenheit zur Behandlung der Wassersucht eingesetzt. Man hatte jedoch keine Ahnung, worauf die Wirkung

Wirkungen waren teilweise bekannt, wurden aber nicht hinterfragt

beruhte und dass ein Zusammenhang mit den Gallensäuren und den Geschlechtshormonen bestand. Da die Wirkungen so selbstverständlich waren, hat niemand an die Frage gedacht, wieso es eigentlich kommt, dass Lebewesen männlich oder weiblich entstehen. Auf Fragen kommt der Mensch ja nur, wenn Störungen auftreten. Die sind aber äußerst selten, so dass dies zunächst jahrhundertelang niemandem auffiel. Lediglich Störungen der Geschlechtshormone waren bekannt und wurden ausgenützt.

Seit Jahrtausenden wird aus einem wilden Stier durch Kastration ein zahmer, gutmütiger und starker Ochse. Den Menschen war also die Wirkung teils bekannt, doch hatten sie keine Ahnung, was ein Hormon ist und dass die Wirkung der Kastration auf einer Entfernung eines Hormons beruhte. Man kannte also die Folgen einer Wegnahme eines Körperteils, niemand aber machte sich Gedanken, ob die normale Funktion etwa durch Hinzufügen einer Substanz entsteht.

Der Beginn der modernen medizinischen Forschung: Die Beschreibung von Krankheiten

1849 entdeckte Berthold das Geschlechtshormon

So dauerte es bis zum Beginn der wissenschaftlichen Forschung, dass mit System an dieses Phänomen herangegangen wurde. 1849 machte der Physiologe Arnold Adolph Berthold in Göttingen ein historisches Experiment. Er pflanzte jungen Hähnen Hodengewebe erwachsener Tiere ein und beobachtete, dass

Junghähnen wurden Hodengewebe erwachsener Tiere eingepflanzt, sodass der Kamm schneller wuchs

der Hahnenkamm dadurch künstlich, weil vorzeitig, reifte. Seine geistige Leistung war es, die zu dieser Zeit völlig neuen und richtigen Schlussfolgerungen zu ziehen. Da keine nervliche Verbindung zwischen dem Hodengewebe und dem Körper der Junghähne bestand, schloss Berthold, dass die Wirkung durch einen Stoff über die Blutbahn entstanden sein müsste. Damit war der Begriff des Hormons gefunden; der Name Hormon wurde später von Sterling geprägt für griechisch hormao = ich rege an.

Aus heutiger Sicht erscheint uns dieses Experiment sinnlos und grausam. Wir müssen aber bedenken, dass die Einstellung gegenüber dem Tier damals ganz anders war als heute. Es gab ja noch nicht die industrialisierte Tierhaltung mit Legebatterien und anderen Einrichtungen, die nicht artgemäß sind. Das Leben war hart und Tiere waren ein Teil der Natur, die zum Überleben benutzt wurden. Überfluss, wie wir ihn heute kennen, war unbekannt.

Dieses Experiment brachte einen unschätzbaren Gewinn an Wissen für alle Zeiten

Daher war auch der Wert des Tieres ein ganz anderer als heute und den Menschen damals war somit viel unmittelbarer bewusst, was sie mit den Dingen der Natur machten als heute, wo wir Hühner meist nur als abgepackte Teilstücke vom Supermarkt her kennen. Das Opfer von damals brachte darüber hinaus einen unschätzbaren Gewinn an Wissen für alle Zeiten. Mit diesem einen Experiment und dem Bericht darüber an die Wissenschaft musste diese Quälerei nie mehr wiederholt werden.

Thomas Addison entdeckte die Bronzekrankheit

Im selben Jahr machte der schottische Arzt Thomas Addison eine weitere Entdeckung. Er erkannte, dass verschiedene Beschwerden, die sehr selten auftraten, zusammengehörten. Durch geduldiges genaues Beobachten fiel ihm auf, dass Personen im Alter zwischen 30 und 40 Jahren zunächst eine zunehmende

Mattigkeit fühlten. Bald wurden die dem Licht ausgesetzten Hautpartien braun. In weiterer Folge traten Durchfälle auf, die zu einer Austrocknung und Blutdrucksenkung führten. In ausgeprägten Fällen starben diese bedauernswerten Patienten ohne jede Möglichkeit einer Therapie. Die charakteristische Färbung der Haut gab der Krankheit schließlich den Namen »Bronzekrankheit«. Ihm zu Ehren heißt diese Krankheit auch Addison'sche Krankheit.

Addisons Beobachtungsgabe führte zu einem neuen Krankheitsbild

Die Genialität dieses Mannes kann man auch heute nur bewundernd anerkennen. Ohne jedes Laborhilfsmittel, nur aufgrund seiner Beobachtungsgabe beschrieb er auf nur vier Krankheitsfälle gestützt, dieses neue Krankheitsbild. Seine Leistung war es, im Gegensatz zur bis dahin üblichen Forschung, die die Organe und die damit zusammenhängenden Erkrankungen studierte, ein neues Krankheitsbild zu finden und dann das dazugehörende Organ zuzuordnen.

Es waren dies die Nebennieren, die 1563 erstmals beschrieben wurden. Der Zusammenhang war also gefunden, aber noch nicht verstanden. Der geistige Vorsprung Addisons war so groß, dass er zunächst einmal nicht anerkannt wurde. Ein Theoretiker in Frankreich, Charles Brown-Séquard, kannte den Bericht und war als Physiologe an der Aufklärung dieses Zusammenhangs interessiert. Die Physiologie ist die Lehre vom Funktionieren des gesunden Körpers. Aus Erkrankungen kann sie oft Rückschlüsse auf das Funktionieren im gesunden Organismus ziehen.

Brown-Séquard entwickelte das kontrollierte Experiment

Hatte Addison den Schritt von der Organbeschreibung, wie sie seit Jahrhunderten üblich war, zur Krankheitsbeschreibung, wie sie fortan geübt wurde getan, so setzte Brown-Séquard die Entwicklung fort: Er ergänzte die wissenschaftlichen Methoden der Medizin um das kontrollierte Experiment.

Die Steroidhormone werden in der Nebennierenrinde produziert

Ohne Nebenniere kann kein Säugetier leben

Charles Brown-Séquard entfernte die Nebennieren von Hunden und anderen Tieren und erwartete den Ausbruch der Bronzekrankheit. Statt dessen waren alle Tiere nach einigen Stunden tot! Damit begriff Brown-Séquard, dass die Nebennieren eine weit größere Rolle spielten, als bisher angenommen. Die Bronzekrankheit entsteht bei teilweisem Ausfall dieses Organs, seine totale Zerstörung aber bedeutet den Tod. Ohne den zu seiner Zeit noch unbekannten Wirkstoff aus der Nebenniere kann kein Säugetier leben. Diese Erkenntnis wird 1856 veröffentlicht.

Die erste Erkenntnis war der Sitz des Hormons – in der Nebennierenrinde

Es war die Zeit des beginnenden Wunderglaubens an die Allmacht der Technik und der Wissenschaften. Jetzt war man auf der Suche nach dem Stoff, um ihn für die Therapie nutzbar zu machen. Die Zuversicht kam aus den Fortschritten, die die Chemie gerade bei der Isolierung winzigster Mengen von anderen Substanzen erreicht hatte. Die Zeit verging, man hatte inzwischen andere Hormone wie das Insulin oder das Schilddrüsenhormon isoliert, doch keine Spur von dem Hormon der Nebenniere. Der einzige Fortschritt war die Erkenntnis, dass die Nebenniere aus einem Mark besteht, welches ein anderes wichtiges Hormon, das blutdrucksteigernde Adrenalin, produziert. Umhüllt wird das Mark von einer Rinde (lateinisch Cortex), die der Sitz des gesuchten Hormons ist. Da man wusste, dass das Hormon im Blut, also einer wässrigen Lösung, zirkulierte, versuchte man immer wieder die Extraktion (= Auszug) mit Wasser.

Erst 1930 erfolgte der nächste gedankliche Schluss. Könnte es sein, dass das gesuchte Hormon vielleicht ähnlich wie das Fett Cholesterin war, das im Blut zirkulierte, aber dennoch nicht wasserlöslich war? Vielleicht waren die gesuchten Mengen auch so gering, dass sie den bisherigen Nachweismethoden entgingen? Also änderte man das Vorgehen.

Nach der Extraktion mit Wasser versuchte man den Auszug mit fettlösendem Alkohol

Man nahm statt wenigen Tieren Hunderte und stellte einen Auszug mit fettlösendem Alkohol her. Und siehe da: Zum ersten Mal konnte das Hormon der Nebennierenrinde nachgewiesen werden. Gab man dieses Patienten mit der Bronzekrankheit, so starben manche dennoch, andere reagierten mit unerklärlichen Zwischenfällen. Noch immer gab das Rätsel sein Geheimnis nicht preis.

Georg Thorn standardisierte die Wirkung und demonstrierte diese an nebennierenlosen Katzen

Also machte sich in Buffalo, USA, George Thorn daran, die Wirkung zu standardisieren. 1932 war es so weit. Er hielt einen Vortrag vor der American Medical Association (AMA) und demonstrierte dort nebennierenlose Katzen, die er unbeschränkt am Leben erhalten konnte. Es folgte minutenlanger, stehender Applaus und die Goldmedaille der AMA.

Wirkungen der Steroidhormone

Die Bronzekrankheit war besiegt

Zum ersten Mal seit Beginn der Menschheit war die Bronzekrankheit besiegt. Diese historische Tatsache war den Teilnehmern dieser denkwürdigen Versammlung wohl bewusst.

Aber dieser Sieg der klinisch tätigen Ärzte war noch zu wenig. Mussten doch eine Unzahl von Tieren daran glauben, damit den bedauernswerten Kranken geholfen werden konnte. Nun waren die Theoretiker, die

Die Chemiker konnten immer mehr Substanzen extrahieren, aber eine vollständige Strukturaufklärung war noch nicht möglich

Chemiker, am Zug. Der Heilungserfolg war mit einem Extrakt gelungen. Das ist recht unbefriedigend. Zum gezielten Einsatz ist die genaue Kenntnis der stofflichen Zusammensetzung und damit die chemische Formel nötig. Somit begann die lange, mühevolle Arbeit der Chemiker. In den folgenden Jahren wurden immer mehr wirksame Substanzen extrahiert, aber eine vollständige Strukturaufklärung gelang zunächst nicht. Es wurde langsam klar, dass es viele, eng verwandte Substanzen gab, die sich in ihrer Wirkung unterscheiden ließen. Manche Substanzen hatten mehr Wirkung auf den Mineralstoffwechsel, manche mehr auf den Blutzucker.

Die Eigenschaften der verschiedenen Substanzen ließen sich nicht ganz voneinander trennen

Diese Eigenschaften ließen sich aber nicht ganz voneinander trennen. Das bedeutet, dass ein Hormon mit Hauptwirkung auf den Mineralstoffwechsel auch geringe Wirkungen auf den Zuckerstoffwechsel hat und umgekehrt.

Das ist bis heute ein Problem der Therapie geblieben, da man noch immer nicht nur die gewünschten Wirkungen erzielen kann unter gleichzeitiger Ausschaltung der nicht gebrauchten Wirkungen. Immerhin konnte man in den 40er Jahren dieses Jahrhunderts bereits die verschiedenen Symptome der Addison'sche Krankheit einzelnen Hormonen genau zuordnen. Als »Nebeneffekt« dieser Forschung erhellte sich ein neu entdecktes Krankheitsbild, das der Amerikaner H. Cushing 1930 als Folge eines Tumors der Hypophyse (= Hirnanhangsdrüse) beschrieb. Diese Kranken litten unter Schwäche, Gewichtszunahme, Schwellungen des Gesichts (Mondgesicht) und des Halses (Büffelnacken).

Cushing entdeckt ein neues Krankheitsbild als Folge eines Tumors der Hypophyse = Cushing'sche Krankheit

Diese Beschwerden traten auch bei Überbehandlung mit Kortison auf

Später wurden diese Beschwerden bei der Überbehandlung mit Kortikoiden bekannt. Man erkannte plötzlich, dass die Hypophyse ein übergeordnetes

Die Hypophyse steuert die Nebennierenrinde

Steuerungsorgan der Nebennierenrinde ist. Bei einer Überproduktion des Steuerungshormons etwa durch einen Tumor wird auch die Nebennierenrinde zu einer Überproduktion angeregt mit den dargestellten Beschwerden als Folge.

Arten von Steroidhormonen

Drei Hauptgruppen: Geschlechtshormone, Blutzucker und Mineralhaushalt beeinflussende Hormone

Die medizinische Forschung der 40er Jahre war nun so weit, dass sie erkannte, es mit einer ganzen Familie von Steroidhormonen zu tun zu haben, die einander überschneidende Wirkungen haben. Man kannte die Unterfunktion (Addison'sche Krankheit) und auch die Überfunktion (Cushing'sche Krankheit) der für den Zuckerstoffwechsel zuständigen Hormongruppe sehr gut. Man unterteilte nun die Steroidhormone in drei Hauptgruppen: die Geschlechtshormone, die den Blutzucker und die den Mineralhaushalt beeinflussenden Hormone.

Da sie alle aus der Rinde (lateinisch Cortex) der Nebenniere stammen, nennt man sie Kortikoide und setzt die nähere Bezeichnung davor: Für die Mineralstoffwechsel-Hormone Mineralokortikoide und für die den Blutzucker (lateinisch Glucose) regelnden Hormone Glukokortikoide. Die Geschlechtshormone werden anders benannt, da sie wiederum aus verschiedenen Untergruppen bestehen.

An einen therapeutischen Einsatz der Kortikoide dachte man noch nicht

So weit, so gut. Man kannte also Wirkungen, Mangelerscheinungen und Überfunktionen. Waren die Glukokortikoide und anderen Hormone auch sonst noch für etwas gut? In den 30er Jahren dachte kaum einer an den therapeutischen Einsatz der Kortikoide.

Wie es bereits öfter in der Geschichte der Kortikoide geschah, kam auch diesmal der Anstoß von einem »Nebenthema«. Von 1929 an sammelte man nach einer ersten Entdeckung, dass sich Fälle von schmerzhaftem Gelenksrheumatismus (Polyarthritis) nach einer Gelbsucht vorübergehend besserten, weitere Beobachtungen und fand, dass eine Besserung auch während einer Schwangerschaft auftrat.

Unter Stress kommt es zu vermehrter Glukokortikoid-ausscheidung

Bald war man so weit, dass man erkannte, dass der unbekannte, unspezifische Stoff nicht nur die Polyarthritis, sondern auch allergische Erkrankungen wie Heuschnupfen oder Asthma bessern konnte. Zu dieser Zeit hatte ein ungarischer Physiologe namens Hans Selye den Begriff »Stress« und »Stressreaktion« geprägt. Unter Stress wird eine unspezifische Belastung des Körpers verstanden, z. B. schwere Krankheiten, Operationen, Verbrennungen oder ähnliches. Die Stressreaktion ermöglicht dem Körper, mit dieser lebensbedrohenden Situation fertig zu werden. Dabei kommt es, wie man später lernte, zu einer vermehrten Ausscheidung von Glukokortikoiden.

Behandlung mit Steroidhormonen

Man glaubte, Rheuma würde aufgrund einer Unterfunktion der Nebennierenrinde entstehen

Damals beobachtete man, dass unter diesen Stressbelastungen auch eine Besserung des Gelenksrheumatismus auftrat und zog den richtigen Schluss, dass möglicherweise diese unspezifische Antwort des Körpers auf verschiedenste Belastungen die Besserung der Erkrankung bewirkte. Man glaubte daher, dass Rheuma aufgrund einer Unterfunktion der Nebennierenrinde auftrat.

Für die Heilung vier schwerkranker Rheumapatienten erhielten die Forscher Kendall, Hensch und Reichstein 1950 den Nobelpreis für Medizin

Man behandelte in der Folge 1948 mit der gesamten Menge von Hormon, die damals auf der Welt vorhanden war, vier Patienten und filmte die an ein Wunder grenzende Besserung. Zunächst wurden natürlich wegen des unbekannten Ausgangs dieser neuartigen Therapie Schwerkranke behandelt, für die es keine andere Möglichkeit gab und die an den Rollstuhl gefesselt waren. Die Wirkungen waren sensationell: Eine Patientin ging nach wenigen Tagen sogar einkaufen. Der Film wurde 1949 vorgeführt und führte zu einem gigantischen Medienrummel, da weltweit damit etwa 100 Millionen Patienten neue Hoffnung hatten. Die beteiligten Forscher Kendall, Hensch und Reichstein erhielten für diese Errungenschaft 1950 den Nobelpreis für Medizin. Seit damals wurden die Einsatzgebiete und die richtige Anwendungsart immer weiter verfeinert.

Hohe Dosen einer Substanz haben völlig andere Wirkungen als niedrige

Aufbauend auf dem ursprünglichen Irrtum, Rheuma sei durch eine Unterfunktion der Nebennierenrinde zu erklären, führten die Forscher ein ganz neues Prinzip in die Behandlung ein. Bis dahin hatte man Wirkstoffe aus dem Körper bei Überschüssen entweder entfernt oder sie ersetzt, wenn ein Mangelzustand auftrat. Nun wurde ein Hormon in solchen Mengen zugeführt, wie es in der Natur nicht vorkam. Damals konnte man die Blutspiegel nicht messen und behandelte mit 100 Milligramm, während die körpereigene Tagesproduktion von Kortison bei 20 bis 30 Milligramm liegt, wie man heute weiß. So erkannte man, dass hohe Dosen einer Substanz völlig andere Wirkungen haben können als niedrige.

Die ursprüngliche Herstellung von Steroidhormonen

Anfangs war man auf Lebewesen als Rohstoffquellen angewiesen

Die Wissenschaft war jetzt im Stande, das Kortison einzusetzen, konnte es aber noch nicht künstlich herstellen. Das bedeutete, dass man auf natürliche Rohstoffquellen, also auf Lebewesen, angewiesen war. Bei den experimentellen Therapien und medizinischen Forschungsprojekten genügte die Versorgung auf diese Art. Ab nun warteten jedoch Hunderttausende Patienten auf Linderung ihrer Leiden.

Zehntausende Liter Harn von Stieren oder Eierstöcke von ebenso vielen Tieren waren zur Herstellung von einem Kilogramm Kortison notwendig

Eine Zahl soll die Aufgabe, vor der man stand, verdeutlichen: Zur Gewinnung der Geschlechtshormone waren zehntausende Liter Harn von Stieren oder die Eierstöcke von ebenso vielen Tieren nötig. Ein unhaltbarer Zustand, der im natürlichen Abbau und im sparsamen Umgang der Natur mit diesen kostbaren Substanzen begründet liegt. Es sollten nochmals Jahrzehnte vergehen, bis die Aufgabe der künstlichen Herstellung im großen industriellen Maßstab gelöst war. Damit erst konnte der Raubbau an Tieren beendet werden und weitere wichtige Detailkenntnisse, die sich wiederum sozusagen nebenbei aus der Forschung ergaben, gewonnen werden.

Man ging dazu über, künstliche Hormone zu entwickeln

Das hat letztendlich zur Entwicklung von künstlichen Hormonen geführt, die in der Natur nicht vorkommen und ganz spezielle Wirkungen haben. Diese Arbeit konnte auf den Erkenntnissen der Steroidchemie der 30er Jahre aufbauen, die in Europa besonders weitentwickelt war. Aus diesem Grund wurden europäische Firmen wie Schering, Ciba oder Organon führend.

Die Führung auf diesem Gebiet beruhte auf der Verwendung von recht teuren Ausgangsprodukten, die

Man untersuchte tausende Pflanzenarten auf ihren Gehalt an Steroiden

eine Massenproduktion nicht zuließen. Außerdem versuchte man natürlich weltweit, dieses Monopol zu brechen. Da tierische Rohstoffe wie Urin oder Galle, die die chemisch verwandten Gallensäuren als Ausgangsprodukte enthalten, bald nicht mehr in ausreichender Menge aufzutreiben waren, wandte man sich dem Pflanzenreich zu und untersuchte tausende Pflanzenarten auf ihren Gehalt an natürlich vorkommenden Steroiden oder verwandten Produkten, aus denen dann durch chemische Umwandlung Hormone gewonnen werden könnten.

Die Preisentwicklung der Steroidhormone von den Anfängen bis heute

Durch verbesserte Produktionsmethoden sank der Kilopreis des Kortisons

Aus hunderten Kilogramm Gallensäure konnte ein Gramm Hormon gewonnen werden zu einem Kilopreis von über 30 Millionen Schilling nach heutigem Geldwert. Zu dieser Zeit fand die denkwürdige erste Therapie von Arthritiskranken statt, die wie erwähnt ein weltweites Echo auslöste. Erst danach sank der Preis durch verbesserte Produktionsmethoden zunächst auf 5 Millionen Schilling pro Kilogramm.

Man war auf in der Natur vorkommende verwandte Hormone angewiesen

Das Problem war, dass ein Sauerstoffatom an einen bestimmten Platz des Steroidmoleküls transportiert werden musste, um die gewünschte Kortisonwirkung zu erhalten. Aus Unkenntnis der vollständigen Synthese des Hormons und weil es zunächst nicht gelang, das Sauerstoffatom künstlich an die entscheidende Position des Moleküls zu bringen, war man auf in der Natur vorkommende verwandte Hormone angewiesen, die diese entscheidende Vorbedingung erfüllten. Schließlich entdeckte man in den 50er Jahren in Mexiko eine Pflanze, aus der man über den Umweg eines Geschlechtshormones Kortison herstellen konnte.

Nachdem Konrad Bloch und Feodor Lynen die Steroidsynthese vollständig aufgeklärt hatten, konnten die Hormone industriell hergestellt werden

Erst in den 60er Jahren konnten Konrad Bloch in den USA und Feodor Lynen in Deutschland die natürliche Steroidsynthese vollständig aufklären, wofür sie den Nobelpreis 1964 erhielten. Ab diesem Zeitpunkt konnten die verschiedenen Hormone im industriellen Maßstab kostengünstig hergestellt werden und die modernen künstlichen Abkömmlinge entwickelt werden. Der Apothekenverkaufspreis von 20 Stück Methylprednisolon (= Urbason®) 4 mg Tabletten betrug 1993 öS 88,70, das sind öS 1,10 pro Gramm. Nehmen wir an, die durchschnittliche Tagesdosis eines Patienten beträgt 10 mg, so kostet die Behandlung heute öS 11,– pro Tag. Die Produktion hat inzwischen weltweit die Menge von Tausenden Tonnen erreicht.

Somit ist eines der wichtigsten Medikamente vom unbezahlbar teuren Wundermittel zum jederzeit verfügbaren Heilmittel geworden

Eines der wichtigsten Medikamente ist damit nach seiner Entdeckung, der Entschlüsselung seiner Wirkungen und der Aufklärung der Synthese von einem unbezahlbar teurem Wundermittel zu einem selbstverständlichen, jederzeit verfügbaren Heilmittel mit bis heute anhaltenden Wirkungen geworden. Seine mühevolle Erringung ist inzwischen längst vergessen, währenddessen heutzutage nur noch seine Schattenseiten in aller Munde sind.

Das Regelwerk körpereigener Steroidhormone

Die Organe vielzelliger Lebewesen müssen sinnvoll zusammenspielen

Sehen wir uns nun genauer die Arbeitsweise der Steroidhormone an, die unser Körper laufend selbst produziert. Um das zu verstehen, ist es notwendig, zuerst der Frage nachzugehen, wie unser Körper überhaupt funktioniert. Lebewesen, die nur aus einer Zelle bestehen, können als Ganzes auf Reize der Umgebung antworten, da die Wege kurz sind und alle Signale durch Diffusion von Botenstoffen weitergegeben werden können. Im Gegensatz dazu müssen bei großen, vielzelligen Lebewesen die Organe sinnvoll zusammenspielen. Wir haben schon im ersten Kapitel als Beispiel für dieses Zusammenwirken das Problem der Blutdruckanpassung bei gesteigerter Leistungsanforderung gesehen.

Steuersysteme des Menschen

Das Nervensystem und das endokrine System übermitteln Signale für die Regelung der Körperfunktionen

Alle Säugetiere haben für die innere Steuerung ein Nervensystem und ein endokrines System. Beiden Systemen ist gemeinsam, dass sie Signale übermitteln und zwar das Nervensystem über Leitungen (= Nerven) elektrisch und das endokrine System chemisch über die Blutbahn. Dadurch werden Temperatur, Stoffwechsel, Kreislauf, Wasserhaushalt sowie Mineralstoffhaushalt und Säurewert geregelt. Auch das Reifen des Körpers, die Fortpflanzung und die Äußerungen des Körpers an die Außenwelt werden so gesteuert. Sozusagen in die Gegenrichtung werden Sinneseindrücke und innere Stimmungen des Körpers verarbeitet und in Einflüsse umgesetzt.

Das somatische Nervensystem steuert die Muskulatur, das vegetative die inneren Organe

Die beiden Systeme ergänzen sich in hervorragender Weise: Das Nervensystem ist darauf spezialisiert, fein abgestufte Signale rasch weiterzuleiten. Es besteht aus zwei Teilen. Das somatische Nervensystem (griechisch soma = Körper) steuert die Muskulatur und ermöglicht uns alle Bewegungen und die Sprache. Außerdem leitet es die Sinneseindrücke in das Gehirn. Das vegetative Nervensystem wirkt unbewusst und steuert die inneren Organe und den Kreislauf. Es ist dem Einfluss unseres Willens entzogen, kann aber durch spezielle Techniken wie zum Beispiel Yoga oder autogenes Training beeinflusst werden.

Die Ordnung der Hormone

Das endokrine System regelt Stoffwechsel, Wachstum und Entwicklung des Menschen

Im Gegensatz dazu dient das endokrine System der langsamen, andauernden Signalübertragung und regelt daher den Stoffwechsel, das Wachstum, Entwicklung und Reifung des Menschen, die Fortpflanzung und die ständige Aufrechterhaltung des inneren Milieus des Körpers (= Homöostase, griechisch für: im Gleichgewicht stehen). Die Signale im endokrinen System werden durch chemische Botenstoffe, die Hormone, die an die Blutbahn abgegeben werden, weitergeleitet. Diese Botenstoffe stammen aus Drüsen und wirken entweder wiederum an Drüsen und setzen dadurch einen zweiten Befehl in Gang oder sie bewirken eine Änderung in einem Zielorgan.

Der Hypothalamus kontrolliert Nervensystem und endokrines System

An der Basis unseres Gehirns ist ein Abschnitt mit Namen Hypothalamus, der diese unbewussten Funktionen des Nervensystems und des endokrinen Systems kontrolliert. Dieser Gehirnteil ist wiederum den Einflüssen von höheren Zentren unseres Gehirns ausgesetzt. Es ist dies ein überaus wichtiger Ort: Dies ist die einzige Stelle des Körpers, wo Nervenreize in Hormonbotschaften umgesetzt werden können. Schlagworte wie »Stress macht krank!« unterstreichen dies.

Dauerbelastungen wirken nicht nur kurzfristig über das Nervensystem, sondern langfristig auch auf innere Organe und fördern so Krankheiten

Kommen auf Dauer belastende Faktoren an uns heran, wirken sie nicht nur kurzfristig über das Nervensystem, sondern langfristig über das Hormonsystem auch auf innere Organe und können so Krankheiten fördern. In unserer Sprache haben wir Redewendungen, die seit altersher diese Weisheit enthalten wie: »Das schlägt sich mir auf den Magen!« oder »Was ist dir über die Leber gelaufen?« Die genaue Beziehung zwischen diesen beiden Systemen ist bis heute nicht ganz aufgeklärt. Die Abbildung auf Seite 35 zeigt die Ordnung der verschiedenen Steuerungsmechanismen.

Die Wirkungsweise der Hormone

Man unterscheidet Eiweißhormone, Steroidhormone und Hormone aus Tyrosin

Die Hormone sind also chemische Botenstoffe, die Organfunktionen und Stoffwechselvorgänge regeln. Nach dem Aufbau lassen sich drei Klassen unterscheiden:

1. Eiweißhormone,
2. Steroidhormone und
3. Hormone, die durch Umwandlung der Aminosäure Tyrosin entstehen.

Nachdem nun alle möglichen Hormone gleichzeitig in kleinerer oder größerer Menge im Blut zirkulieren, muss irgendwie sichergestellt sein, dass das jeweilige Hormon an der richtigen Zielzelle wirkt und zwar in genau der richtigen Intensität und Zeitdauer.

Zur Sicherstellung, dass das jeweilige Hormon an der richtigen Zielzelle wirkt, tragen die Zellen an ihrer Oberfläche Empfänger (= Rezeptoren)

Damit sich nun Hormon und Zielzelle erkennen können, tragen die Zellen an ihrer Oberfläche sogenannte Rezeptoren (= Empfänger). Sie funktionieren genau wie ein Schloß, in dem nur ein Schlüssel (das bestimmte Hormon) passt. Eine Zielzelle kann einen oder mehrere Rezeptoren besitzen und damit für ein oder mehrere Hormone empfänglich werden. Damit wird gewährleistet, dass die Wirkung eines Hormons ganz speziell und zielgerichtet erfolgt. Unterschiedliche Wirkungen können somit durch verschiedene Hormone ausgelöst werden.

Durch den Kontakt zwischen Hormon und Rezeptor wird eine Wirkung ausgelöst und das nicht mehr benötigte Hormon sofort abgebaut. Dadurch findet man im Blut nur kaum messbare Mengen, die entsprechend lange nicht entdeckt werden konnten.

Der Hypothalamus regelt über die Hypophyse die Hormonproduktion

Auch die Hormonproduktion unterliegt einem Regelwerk. Ganz oben steht der schon erwähnte Hypothalamus, der auch das vegetative Nervensystem kontrolliert. Seine Befehle gelangen zur Hypophyse (= Hirnanhangsdrüse), die wiederum die verschiedenen Hormondrüsen des Körpers steuert.

Erst diese geben dann das Hormon an die Blutbahn ab, welches schließlich an den Zielzellen wirkt (siehe Abbildung Seite 35).

Die vier Stufen der Hormonabgabe führen immer zu einem optimalen Ergebnis

Wozu treibt nun die Natur den Aufwand mit vier Stufen einer Hormonabgabe?

Der Sinn liegt darin, dass durch die unterschiedlichen Aktivierungsmuster von Hormonen erstens abgestuftere Wirkungsprofile erreicht werden können und zweitens in der besonders ausgefeilten Regeltechnik, die immer zu einem optimalen Ergebnis führt.

Der Regelkreis unseres Blutzuckers

Der Kohlenhydratstoffwechsel wird von vier Hormonen geregelt

Als Beispiel betrachten wir einmal die hormonelle Steuerung des Kohlenhydratstoffwechsels. Es sind daran vier Hormone beteiligt: Die Eiweißhormone Insulin und Glukagon, das Steroidhormon Kortisol und Adrenalin, das von der Aminosäure Tyrosin abgeleitet ist.

Was kann nun mit den vier Hormonen alles erreicht werden?

Insulin senkt den Blutzuckerspiegel und legt Energiereserven an

Insulin senkt den Blutzuckerspiegel und hat insgesamt einen gewebsaufbauenden Effekt, der dadurch zustande kommt, dass unter Insulin die Zellen vermehrt den Energieträger Zucker (Glucose) aufnehmen und Energiereserven wie Stärke und Fett anlegen. Steigt der Blutzucker über das Normalmaß, wird vermehrt Insulin ausgeschüttet.

Glukagon wirkt bei Unterzuckerung

Glukagon ist der direkte Gegenspieler des Insulins. Es wird demnach bei Unterzuckerung gebildet. Glukagon erhöht den Blutzucker durch Auflösen der Energiereserven Stärke und Fett.

Die Steuerung unbewusster (vegetativer) Funktionen

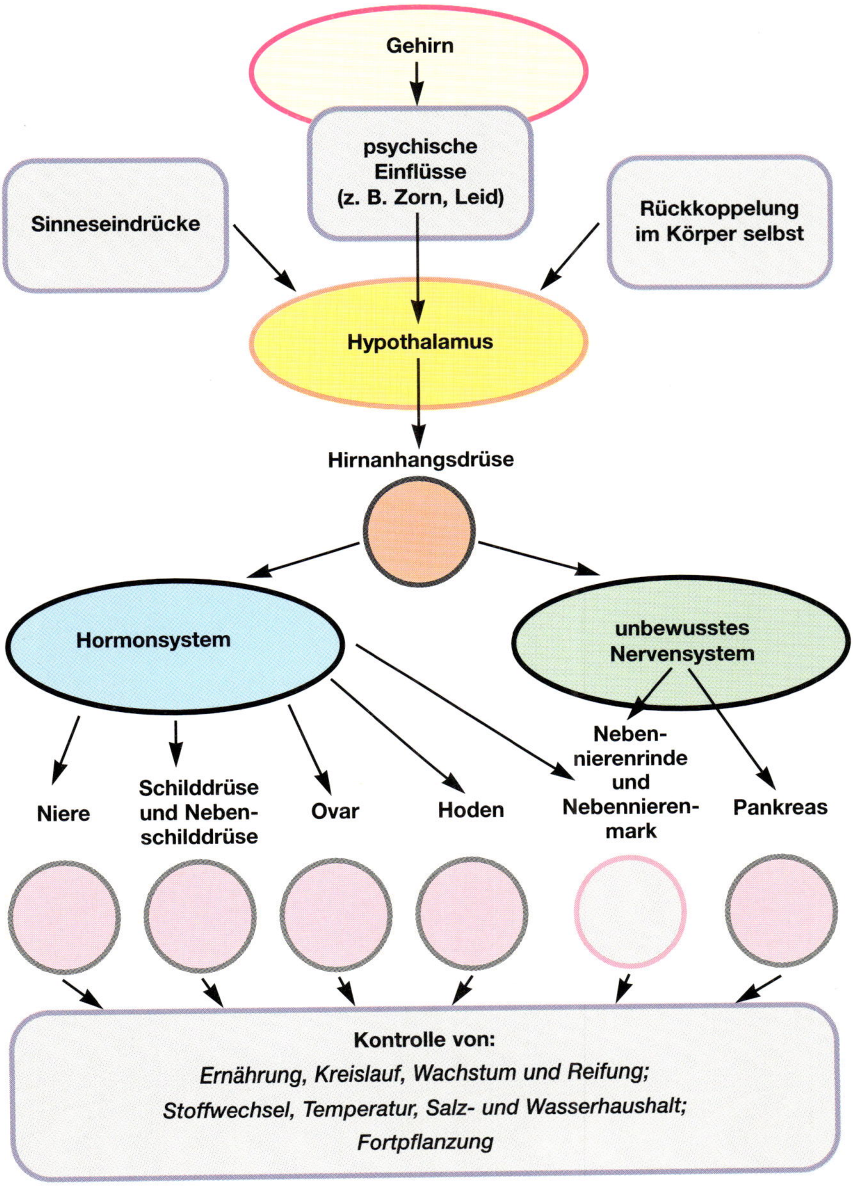

Adrenalin bremst Insulin

Adrenalin ist ein Notfallshormon, bremst Insulin und fördert die Kortisolausscheidung.

Kortisol wirkt blutzuckererhöhend für eine langfristige Bereitstellung

Kortisol, das wichtigste körpereigene Steroidhormon, wirkt wiederum durch Verschiebung des Stoffwechsels blutzuckererhöhend: Es wirkt gewebsabbauend, das heißt, Eiweißstoffe werden abgebaut, damit aus ihnen Blutzucker gemacht werden kann. Seine Aufgabe ist damit seine langfristige Bereitstellung.

Das Zusammenspiel dieser vier Hormone ist ebenso wunderbar wie verwirrend.

Die Tabelle fasst die Wirkungen noch einmal zusammen.

Die Regelung des Kohlenhydratstoffwechsels

	INSULIN	GLUKAGON	ADRENALIN	KORTISOL
Aufgabe	Einstellung	Einstellung	Notfall	Bereitstellung
Wirkung	stetig	stetig	akut	langfristig
Blutzucker (Glucose)	sinkt	steigt	sinkt	steigt
Stärkespeicher (Glykogen)	Bildung	Abbau	Abbau	Bildung
Fettspeicher	Bildung	Abbau	Abbau	Bildung

Weitere Einflüsse von anderen Hormonen wurden zur Vereinfachung weggelassen.

Dieses Beispiel lehrt, wie kompliziert das Zusammenspiel der Hormone im Körper ist und welch große Aufgabe die gezielte Beeinflussung zu Behandlungszwecken eigentlich ist.

Rückkoppelung als Steuerungsprinzip

Nachdem wir an einem Beispiel die Hormonwirkungen studiert haben, fehlt zum Verständnis der Körperfunktionen noch die Kenntnis der Regelmechanismen. Was führt zur Ausschüttung eines Hormons, wie wird die Dauer der Wirkung festgelegt und wie wird die Wirkung beendet?

Rückkoppelung: Die Wirkung einer Handlung wirkt auf die Ursache zurück

Die Natur hat für diese Probleme ein Prinzip entwickelt, das einfach und wartungsfrei funktioniert und das der Mensch in die Technik übernommen hat: Es ist dies das Prinzip der Rückkoppelung. Unter Rückkoppelung versteht man, dass die Wirkung einer Handlung wieder auf die Ursache, die diese Handlung ausgelöst hat, zurückwirkt. Das ist so selbstverständlich, dass es uns gar nicht mehr auffällt, obwohl wir dauernd in sogenannten Rückkoppelungs- (= feedback-) Schleifen leben: Stehen wir zu spät auf, versäumen den Bus und kommen letztlich häufig zu spät zur Arbeit, so bekommen wir mit Sicherheit Schwierigkeiten am Arbeitsplatz. Zur Vermeidung dieser Schwierigkeiten setzen wir an der Ursache an, stehen früher auf und kommen somit dann pünktlich.

Das Ergebnis (Zuspätkommen) wirkt auf die Ursache (spätes Aufstehen) zurück. Es sind aber noch weitere Lösungen theoretisch denkbar. Wir könnten etwa ein Auto nehmen und sind dann unabhängig vom Fahrplan und schneller an der Arbeitsstelle. Oder wir verlegen unseren Wohnsitz in die Nähe der Arbeitsstelle, womit sich der Weg verkürzt und so wieder Zeit gewonnen werden kann. Die Lösungen führen alle zum gleichen Ziel, sind aber unterschiedlich aufwendig und setzen an verschiedenen Angriffspunkten an (an der Ursache, an den Verkehrsmitteln). Ganz ähnlich geht es im Körper zu. Auch hier wirken die Antworten der Zellen auf ein Hormonsignal auf die Drüse, die dieses Hormon produziert, zurück.

Positive Rückkoppelung: Die Antwort verstärkt das Signal. Negative Rückkoppelung: Die Antwort schwächt das Signal

Man unterscheidet zwei Arten von Rückkoppelung: Bei der positiven Rückkoppelung verstärkt die Antwort das ursprüngliche Signal, bei der negativen Rückkoppelung schwächt die Antwort das Signal.

Lebende Systeme arbeiten mit der negativen Rückkoppelung, weil nur sie einen Prozess abschaltet.

Ohne negative Rückkoppelung können sich Zellen laufend weiter vermehren, es entstehen gut- und bösartige Tumoren

Das Wachstum muss bis zu einem bestimmten Punkt positiv rückgekoppelt werden, damit es nicht zum Stillstand kommt. Wenn aber eine gewisse Größe erreicht ist, muss ein Signal her, das das Wachstum bremst. Dieses Signal wird bei den Säugetieren in Form von zunehmend gebildeten Geschlechtshormonen geliefert, welche das Wachstumshormon langsam abschalten. Fehlt die negative Rückkoppelung und können sich Zellen ohne Hemmung laufend weiter vermehren, so ist das krankhaft. Wir kennen das als gut- und bösartige Tumore, die unbeirrt weiterwachsen, wenn sie nicht entfernt werden.

Der Hypothalamus steuert die Hirnanhangsdrüse, die die Hormone an die Blutbahn abgibt

Die Hormone sind in Stufen angeordnet und werden folgendermaßen gesteuert. Die Gehirnregion Hypothalamus steuert über Nervenimpulse die Hirnanhangsdrüse, aus der übergeordnete Hormone (Hemmer und Freisetzer) an die Blutbahn abgegeben werden.

Das jeweilige Organ ändert auf den Befehl des Hormons die Konzentration einer Substanz (z. B. Blutzucker)

Diese Hormone gelangen zu den verschiedenen Hormondrüsen im Körper. Dort erst werden die Endhormone gebildet, die wiederum über die Blutbahn die Organe erreichen und letztlich ihre Wirkung entfalten. Das jeweilige Organ führt schließlich den Befehl aus, was zu einer Änderung der Konzentration einer

Die Synthese von Steroidhormonen

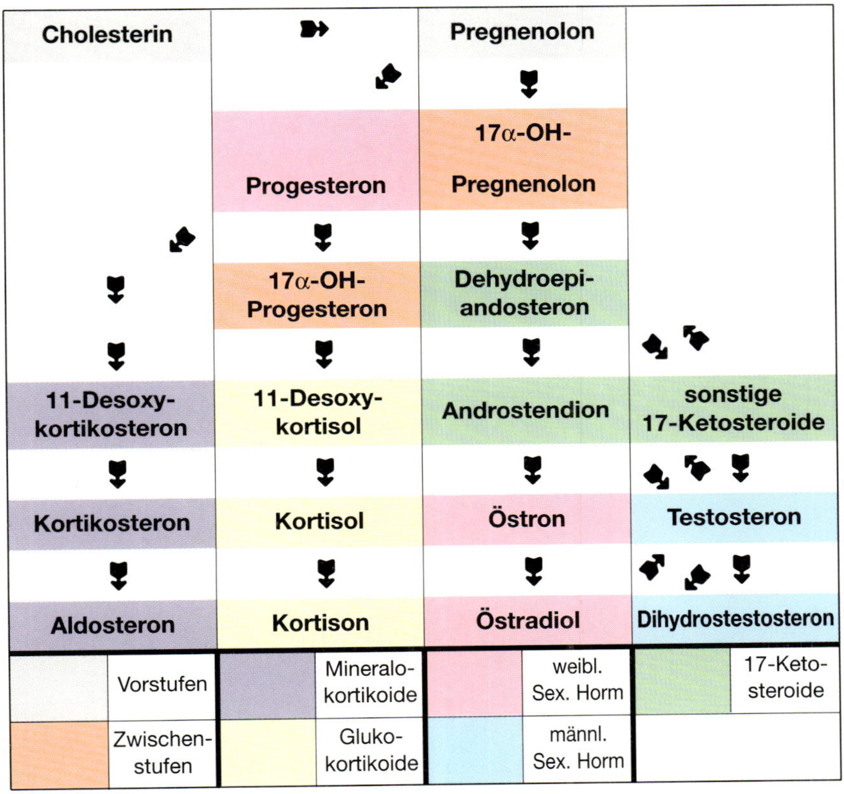

Substanz im Blut führt (zum Beispiel Blutzucker). Diese Änderung wird vom Körper laufend gemessen und der Bedarf an Hormonen dadurch abgestimmt.

Die Abbildung auf Seite 35 fasst diesen Weg zusammen.

Bildung und Abbau von Steroidhormonen

Wie sind nun die Steroidhormone in den Stoffwechsel von ihrer Entstehung bis zu ihrem Abbau eingebettet?

Der Grundstoff aller Steroidhormone ist das Cholesterin

Die Mutter aller Steroidhormone des Menschen ist das Cholesterin, uns allen aufgrund seiner Bedeutung für den Fettstoffwechsel wohl geläufig. Cholesterin seinerseits wird aus Grundstoffen der Nahrung in der Leber und anderen Drüsen aus mehreren Zwischenstufen gebildet. Auch der Mutterkuchen, die Plazenta, kann Steroidhormone bilden. Das dazu nötige Cholesterin stellt die Mutter zur Verfügung. Steroidhormone werden nur in ganz geringen Mengen gespeichert und müssen daher bei Bedarf rasch immer von neuem gebildet werden. Cholesterin enthält bereits den Steran-Ring und hat 27 Kohlenstoffatome. Über mehrere Zwischenstufen entsteht unter Abspaltung von Kohlenstoffatomen Pregnenolon mit 21 Kohlenstoffatomen. Daraus wird Progesteron gebildet. Progesteron ist bereits ein wirksames weibliches Sexualhormon. Aus ihm können alle anderen Steroidhormone gebildet werden: Die Mineralokortikoide und Glukokortikoide der Nebennierenrinde mit 21 Kohlenstoffatomen, die männlichen Sexualhormone mit 19 Kohlenstoffatomen und die weiblichen Sexualhormone mit 18 Kohlenstoffatomen.

Mit Hilfe von Enzymen werden die verschiedenen Hormone gebildet

Welches Hormon wie und wo gebildet wird, hängt von dem übergeordneten Befehl der Steuerungsdrüsen und von der Ausstattung der Drüsen mit Enzymen ab. Enzyme sind Eiweiße, die verschiedene Umbauten an ganz bestimmten Stellen des entstehenden Hormons durchführen. So werden in der Nebennierenrinde ganz außen die Mineralokortikoide gebildet, in der mittleren Rindenschicht die Glukokortikoide und ganz innen und in den Geschlechtsdrüsen die Sexualhormone.

Die Tabelle auf Seite 39 fasst die Synthese der Steroidhormone zusammen.

Die nicht mehr benötigten Hormone werden über den Harn ausgeschieden

Die nicht wasserlöslichen Hormone werden nach Erfüllung ihrer Aufgabe in der Leber an verschiedene Substanzen angehängt, dadurch wasserlöslich gemacht und über die Galle und den Harn ausgeschieden. Dies macht man sich etwa zunutze, indem man das Abbauprodukt der weiblichen Geschlechtshormone im Urin misst. Ein erhöhter Wert zeigt eine Schwangerschaft an.

Kortisol ist der Hauptvertreter der Glukokortikoide

Wenden wir uns nun genauer unserem eigentlichen Thema, den Glukokortikoidhormonen, zu. Der Hauptvertreter ist Kortisol, das zu 95 % an der Wirkung beteiligt ist und von dem etwa 5 – 25 mg in 24 Stunden gebildet werden. Um die benötigten Wirkungen zu erreichen, muss die Nebennierenrinde insgesamt pro 24 Stunden etwa 8.000-mal ihren eigenen Hormongehalt erzeugen.

Es wird nicht gleichmäßig produziert, sondern zwischen 6 und 9 Uhr vormittag am meisten, dann laufend weniger bis zu einem Minimum um Mitternacht. Danach steigt die Produktion wieder an.

Kortison macht den Körper für Belastungen bereit, z. B. beim Nacht-Tag-Wechsel

Wie im folgenden Abschnitt ausgeführt wird, dient Kortison dazu, den Körper für Belastungen bereitzumachen. Der Wechsel von Nacht zu Tag ist ein Beispiel für gesteigerte Anforderungen. Ein Reiz von außen, etwa eine Kneippbehandlung, kann die Bereitstellung dieses Hormons fördern und so zu einem aktiven Tagesbeginn beitragen. Dieses Erfahrungswissen kann man sich vielfältig zunutze machen, der altbekannte Morgensport ist ein Beispiel dafür, wie man sich gleich in der Früh für den Tag fit machen kann. Man geht das Tagwerk mit mehr Schwung an und schafft viel mehr, als wenn man erst am Vormittag aufsteht, sich gut ausgeschlafen wähnt und doch nichts recht weiterbringt.

Wirkungen der Glukokortikoide (Kortison)

Was bewirken nun die Glukokortikoide – im Folgenden sprechen wir der Einfachheit halber nur von Kortison – im Körper?

Kreislauf:

Herzstärkung und Blutdrucksteigerung

Kortison verstärkt die Herzkraft und führt zu einer Verengung der Gefäße in der Peripherie. Diese Wirkung kommt dadurch zustande, dass Kortison als »Hilfshormon« die Wirkung von Adrenalin unterstützt. Außerdem wird die Bildung von Angiotensinogen, einem weiteren blutdrucksteigernden Hormon, gefördert. In Summe wirkt Kortison damit blutdrucksteigernd.

Niere:

Verminderung der Wasserausscheidung

Die Wasserausscheidung wird durch Zurückhaltung von Natrium gebremst.

Stoffwechsel:

Erhöhung der Blutzuckerkonzentration

Kortison greift in den Eiweiß- und Kohlenhydratstoffwechsel ein. Es fördert den Abbau von Eiweiß und damit die Bereitstellung von Aminosäuren.

Die Aminosäuren werden benötigt, um langfristig die Blutzuckerkonzentration zu erhöhen. Durch den Eiweißabbau wird auch das Endprodukt, der Harnstoff, erhöht und vermehrt ausgeschieden.

Muskulatur, Haut, Knochen:

Abbau von Muskulatur, Haut und Knochen

Durch die Stoffwechselwirkung und den Eiweißabbau kommt es zum Strukturabbau dieser Organe.

Gehirn:

Appetitsteigerung

Steigerung des Appetits und in hohen Dosen Steigerung der Erregbarkeit.

Magen-Darm-Trakt:

Erhöhung der Magensaftproduktion

Steigerung der Magensaftproduktion, verstärkte Neigung zu Magengeschwüren bei hohen Dosen.

Immunsystem:

Hemmung der Immunkraft

Hemmung der weißen Blutkörperchen (Lymphozyten), Abdichtung der kleinsten Blutgefäße (Kapillaren), Hemmung der Wanderung von Abwehrzellen aus den Blutgefäßen in das entzündete Gewebe und Hemmung der Antikörperbildung gegen Erreger.

Allgemein:

Kortison ist für die normale körperliche Leistungsfähigkeit und zur Anpassung an Belastungen aller Art (Stressreaktion) lebensnotwendig.

Mangelerkrankung durch Zerstörung der Nebennierenrinde

Es gibt Mangel- und Überschusserkrankungen der Kortisonproduktion. Die Mangelerscheinungen treten aber nicht isoliert auf, sondern entweder zusammen mit den Mineralokortikoiden (= primäre Nebennierenrinden-Insuffizienz oder Addison'sche Krankheit, bedingt durch eine meist entzündliche Zerstörung von

Kortison – Normalzustand und Erkrankungen

Organ	**Unterfunktion** Addison'sche Krankheit	**Normalzustand**	**Überfunktion** Cushing'sche Krankheit
Kreislauf	geringer Blutdruck	blutdruck-steigernd	Hypertonie
Niere	Mineralverlust	gebremste Ausscheidung	Ansammlung von Gewebswasser
Stoffwechsel	Übelkeit, Appetitmangel	gesteigerter Appetit	Stammfettsucht, Büffelnacken, Vollmondgesicht
Haut, Muskel, Knochen	Müdigkeit, Schwäche, Hautbräunung	Strukturabbau	Osteoporose, Muskelschwäche, Dehnungsstreifen
Gehirn	Antriebslosigkeit, Depression, Vergesslichkeit		Depressionen, Psychosen, Selbstmordgefahr
Magen-Darm-Trakt	Gewichtsverlust, Übelkeit, Durchfall	vermehrter Magensaft	Magen-geschwüre
Immunsystem	Abwehrschwäche bei Belastungen		Abwehrschwäche bei Belastungen
Allgemein	verminderte Schambehaarung		Störungen der Sexualhormone

9/10 des Organs) oder zusammen mit den männlichen Geschlechtshormonen (= sekundäre Nebennierenrinden-Insuffizienz, bedingt durch Ausfall des Steuerungszentrums der Hirnanhangsdrüse). Diese Form verläuft leichter.

Überfunktion durch hormonproduzierende Tumore

Die Überfunktion (Cushing'sche Krankheit) entsteht meist durch hormonproduzierende Tumore der Nebennierenrinde oder der Hirnanhangsdrüse. Durch die Überproduktion werden auch Wirkungen der Mineralokortikoidhormone erzielt. Gelegentlich werden auch vermehrt männliche Sexualhormone gebildet.

Die Tabelle auf Seite 44 fasst Unterfunktion, Normalfunktion und Überfunktion zusammen.

Kortison als Medikament

Durch hohe Dosierung erzielte man verblüffende Wirkungen, aber auch Nebenwirkungen

Wir haben im ersten Kapitel erfahren, dass die erste Kortisonbehandlung von Rheumakranken auf einem doppelten Irrtum beruhte. Zum einen glaubte man, Rheuma entstehe durch Drüsenunterfunktion, und zum anderen behandelte man mit einer Tagesdosis, die etwa dem Zehnfachen der natürlichen Tagesproduktion entsprach. Klarerweise war die Wirkung zwar verblüffend, die Nebenwirkungen ließen aber nicht lange auf sich warten.

Seither hat man enorm viel dazugelernt. Medikamente werden ganz genau auf ihre Wirkungen untersucht und ihr Weg durch den Körper wird verfolgt. Diese Wissenschaft nennt man Pharmakologie. Sie beschäftigt sich mit den Wirkungen von biologisch aktiven Substanzen wie Arzneimitteln auf Lebendiges, wie zum Beispiel den Menschen.

Zu Beginn dieses Kapitels werden die Grundbegriffe erklärt, die die Wirkung eines Arzneimittels beschreiben. Diese Grundbegriffe gelten für alle Arzneimittel und sind daher von allgemeinem Interesse. Anschließend werden die Kortisonpräparate anhand dieser Begriffe näher erläutert.

Grundbegriffe der Pharmakologie (Lehre von den Arzneien)

Die Dosis-Wirkungs-Kurve zeigt Affinität, Größe des Maximaleffektes und Steilheit des Anstiegs

Wird ein Medikament durch welchen Weg auch immer in den Körper aufgenommen, so wünschen wir uns eine entsprechende Wirkung. Diese Wirkung ist abhängig von der Dosis beziehungsweise Konzentration des Mittels. Dieser Zusammenhang kann in einer Kurve, der Dosis-Wirkungs-Kurve (Seite 48), gezeigt werden. Drei Werte können so abgelesen werden. Die Affinität, die Größe des Maximaleffektes und die Steilheit des Anstiegs.

Die Affinität (man könnte dies als Bindungsfähigkeit im Gewebe erklären) ist umso größer, je wirksamer eine Substanz auch noch in großer Verdünnung ist.

Die Größe des Maximaleffektes oder englisch intrinsic activity gibt dagegen an, wie viel an Wirkung überhaupt erreichbar ist.

Die Steilheit letztlich zeigt an, wie schnell eine Wirkung sich verstärkt, wenn die Dosis erhöht wird.

Im Vergleich zweier Medikamente kann also das erste Medikament (A) noch in großer Verdünnung wirksam sein (hohe Affinität), die Wirkung wird aber bei Dosiserhöhung nur langsam stärker (geringe Steilheit oder flache Kurve) und die maximale Wirkung ist trotz hoher Dosis nicht sehr ausgeprägt (kleiner Maximaleffekt oder intrinsic activity). Demgegenüber ist das zweite Medikament (B) nur in geringen Konzentrationen wirksam (niedrige Affinität), wirkt aber viel stärker als A (größerer Maximaleffekt oder intrinsic activity) und die Wirkung wird rasch erreicht (große Steilheit der Kurve). Die Abbildung auf Seite 48 zeigt diesen Zusammenhang grafisch.

Dosis-Wirkungs-Kurve

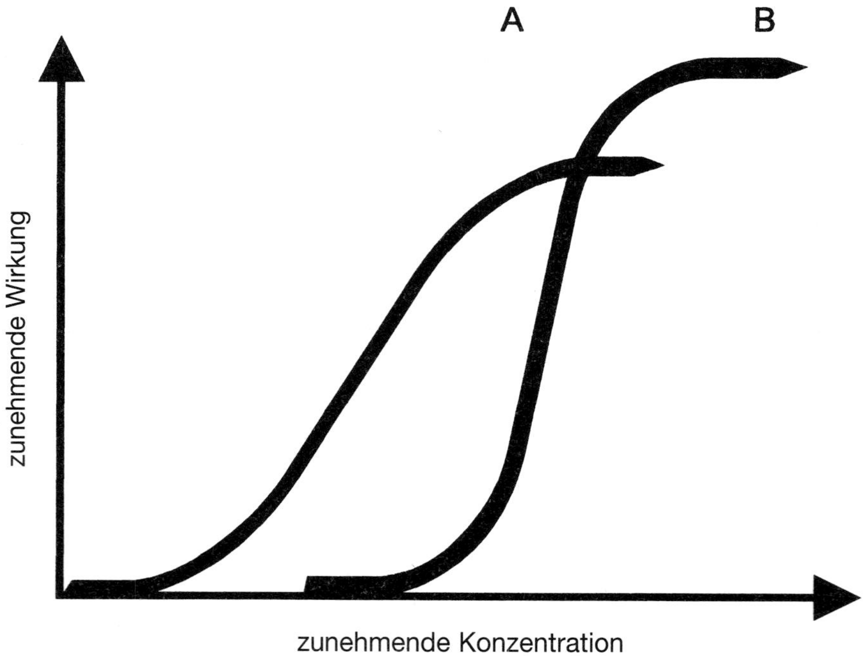

Diese Begriffe beschreiben das Verhalten eines Medikaments im Körper oder in einem bestimmten Gewebe, sagen aber nichts über die biologische Bedeutung eines Mittels aus.

Eine nur geringe Zunahme der Wirkung ist bei Einnahme mehrerer Medikamente ein Sicherheitsfaktor

Ein flacher Kurvenanstieg, also eine nur geringe Zunahme der Wirkung bei erhöhter Dosis, kann durchaus vorteilhaft sein, denn damit ist ein Medikament in seiner Anwendung sicherer als bei rasch eintretender Wirkungsverstärkung. Wenn zum Beispiel durch ein zweites Medikament, das auch noch eingenommen wird, der Stoffwechsel des ersten Medikaments beeinflusst wird, ist es günstig, wenn der Einfluss nicht zu groß ist. Deshalb ist ein flacherer Anstieg der Kurve in diesem Zusammenhang ein Sicherheitsfaktor. Zusammenfassend lehrt uns der Vergleich der beiden Beispielsmedikamente, dass ein Mehr nicht immer ein Besser sein muss.

Das Verhältnis zwischen erwünschten und unerwünschten Wirkungen wird durch Tierversuche festgestellt

Jedes zugelassene Medikament verfügt – sozusagen wie ein Auto – über einen Typenschein, in dem technische Daten zusammengefasst werden. Ein ganz wichtiges Kennzeichen eines Präparats ist das Verhältnis zwischen Wirkung und unerwünschten Wirkungen. Dies wird derzeit durch Tierversuche festgestellt. Kritiker wenden ein, dass Ergebnisse von Tierversuchen nicht ohne weiteres auf den Menschen übertragbar sind.

Ohne die Maßzahl der therapeutischen Breite wird kein Medikament zugelassen

Das stimmt, aber wir haben derzeit keine besseren Möglichkeiten, diese Fragen zu klären. Die folgende Beschreibung des nächsten wichtigen Kennzeichens eines Arzneimittels zeigt, wie undenkbar direkte Menschenversuche sind. Ohne dieses Kennzeichen aber wird nirgends auf der Welt ein Medikament zur Erzeugung und zum Verkauf zugelassen!

Die therapeutische Breite ist das Verhältnis von Effektivdosis zu tödlicher Dosis

Es handelt sich um eine technische Maßzahl, die therapeutische Breite. Man misst zunächst die Konzentration einer Substanz, bei der die Hälfte der Versuchstiere die gewünschte Wirkung (zum Beispiel Blutzuckersenkung) zeigen. Dieser Punkt wird als Effektivdosis 50 % (ED 50) bezeichnet.
Das allein ist zu wenig, es könnte ja sein, dass die gewünschte Wirkung erst eintritt, wenn zuvor bereits unerwünschte Wirkungen bei niedrigeren Konzentrationen auftreten. So ein Mittel wäre natürlich als Medikament völlig ungeeignet. Als fixe Maßzahl für unerwünschte Wirkungen nimmt man weltweit diejenige

Konzentration, bei der die Hälfte der Tiere sterben. Diese Konzentration heißt tödliche Dosis 50 % oder lateinisch Dosis letalis (LD 50).

Es ist klar, dass die direkt am Menschen gewonnene Kenntnis dieser beiden Werte besser wäre, aus ethischen Gründen verbietet sich wohl diese Art von Untersuchung.

Computerunterstützte Simulationsmodelle sind noch nicht möglich, daher entweder unsichere Arzneimittel oder Tierversuche

Damit ist der Mensch aber im Dilemma, zwischen zwei Gütern abzuwägen: Entweder keine Tierversuche und folglich unsichere Arzneimittel oder bis auf weiteres Sicherheit in der Medizin zum Preis von geopferten Tieren. Wäre der Mensch heute in allen Einzelheiten bekannt, so könnte man statt dessen computergestützte Simulationsmodelle einsetzen, man hätte die gleiche Aussage und könnte die extrem teuren Tierversuche einsparen. Möglicherweise gelingt dies eines Tages aufgrund von zukünftigen Forschungsergebnissen, vielleicht aber auch nie.

Je weiter die Kurven von Effektivdosis und tödlicher Dosis voneinander entfernt sind, desto größer ist die therapeutische Breite

Doch zurück zur therapeutischen Breite. Sie wird als sogenannter therapeutischer Index angegeben, das ist nichts anderes als LD 50 dividiert durch ED 50. Je größer diese Zahl ist, umso weiter sind die Kurven für Wirkung und unerwünschte Wirkung voneinander entfernt und umso größer ist die therapeutische Breite, das heißt, der Sicherheitsabstand eines Heilmittels zwischen erwünschter und unerwünschter Wirkung. Diese Maßzahl gilt aber nur unter der Annahme, dass die beiden Kurven für Wirkung und unerwünschte Wirkung parallel verlaufen, was meistens aber nicht der Fall ist. Dann müssen komplexere mathematische Maßzahlen verwendet werden, auf die in diesem Rahmen nicht weiter eingegangen werden kann.

Stoffwechselwege und Anwendungsarten eines Medikaments

Nachdem nun geprüft ist, ob ein bestimmtes Medikament sicher ist, kann es nun mit einer bestimmten Dosis in einer passenden Anwendungsart in den Körper aufgenommen werden, wo es über den Kreislauf verteilt wird, so an seinen Bestimmungsort gelangt, dort die gewünschte Wirkung entfaltet, schließlich wieder abgebaut und letztlich ausgeschieden wird.

Die nachfolgende Tabelle fasst diesen komplizierten Weg zusammen.

Stoffwechselweg von Medikamenten

		Gabe			Aufnahme
		↓			↓
		Blut	↔	Gewebe	Verteilung
	↙	↓	↘		↓
Niere		Leber	→	Darm	Stoffwechsel
↓				↓	↓
Urin				Stuhl	Ausscheidung

Die Art der Einnahme ist abhängig von Eigenschaften und Wirkung des Medikamentes

Die erste Entscheidung ist bei der Frage nach der Gabe zu treffen. Ein Medikament kann in die Venen, den Muskel oder unter die Haut gespritzt werden, als Tablette über den Darm aufgenommen werden oder über Haut oder Schleimhäute als Salbe, Spray oder Inhalationsmittel, neuerdings auch als Hautpflaster angeboten werden. Die Art der Gabe wird von den Eigenschaften des Medikaments und von der erwünschten Wirkung bestimmt.

Depotpräparate verzögern die Freigabe des Medikamentes und erreichen eine längere Einwirkzeit

Medikamente aus Eiweiß wie zum Beispiel Insulin, werden im Magen-Darm-Trakt zerstört und können nicht auf diesem Weg in den Körper gebracht werden. Weitere bestimmende Faktoren sind die Geschwindigkeiten der Aufnahme, der Verteilung im Gewebe und des Abbaus. Wenn ein an sich wirksames Mittel gespritzt wird und nach einer Stunde wieder ausgeschieden ist, die nötige Einwirkungszeit aber mehrere Stunden betragen soll, dann ist diese Anwendung sinnlos. Deshalb gibt es sogenannte Depotpräparate, bei denen die Freigabe des Mittels verzögert erfolgt. Das Gleiche kann man erreichen, in dem man statt intravenös in den Muskel oder unter die Haut spritzt.

Diese verschiedenen Eigenschaften erklären, wieso manche Medikamente nur einmal am Tag oder sogar noch seltener genommen werden können und warum andere in genauen Zeitabständen häufiger angewendet werden müssen. Selbst bei gleichen Wirkungsgruppen bedeutet also eine häufigere Einnahme pro Tag im Vergleich zu einem gleichwertigen Mittel nicht automatisch, dass es sich um ein stärkeres oder schwächeres Medikament handelt.

Es ist wie beim Auto: Erst das Zusammenspiel von Motor (= Medikament), Fahrwerk und Getriebe (= Darreichungsform) und Karosserie und Ausstattung (= Akut- oder Langzeitpräparat) machen einen

Sportwagen oder ein Geländefahrzeug. Es handelt sich somit um angepasste Produkte, von denen die eine Form etwas kann, was die andere nicht kann. Erst die vernünftige Auswahl bringt das optimale Ergebnis.

Die Eigenschaften des Medikamentes bestimmen seinen Weg im Körper

Viele physikalische und chemische Eigenschaften des Medikaments, wie Molekülgröße, elektrische Ladung, Wasser- oder Fettlöslichkeit, Aufnahmefähigkeit der inneren oder äußeren Oberfläche und Durchblutung, um nur einige zu nennen, bestimmen den Weg der Arznei im Organismus.

Zuerst muss der benötigte Wirkspiegel erreicht werden, dann wird ein Ausgleich zwischen Aufnahme und Ausscheidung geschaffen

Daraus ergeben sich zwei wichtige Phasen einer Behandlung. Die erste Phase ist die Phase der Aufsättigung. Hier muss möglichst rasch der benötigte Wirkspiegel erreicht werden. Danach schließt sich die Erhaltungsphase an. Ist ein Gleichgewicht zwischen Aufnahme und Ausscheidung hergestellt, darf nicht mehr Mittel zugeführt werden, da es sonst zu einer Anhäufung (= Kumulation) mit der Folge unerwünschter Wirkungen kommen würde.
Dies ist besonders bei Leber- oder Nierenerkrankungen zu beachten, bei welchen die Ausscheidung von Medikamenten verzögert sein kann. Es gibt daher Tabellen, die dem Arzt anzeigen, um wie viel weniger eines Medikamentes Nierenkranke bekommen müssen, um eine Überladung des Körpers zu vermeiden.

Zur Zulassung braucht jedes Medikament eine Datensammlung

Heutzutage hat jedes Medikament einen »Typenschein«, das ist eine Datensammlung mit Werten und mathematischen Kurven, die alle wichtigen Eigenschaften des Mittels beschreibt und die die Grundlage zur Zulassung als Medikament darstellen und in weiterer Folge die Entscheidung erleichtern, in welchen therapeutischen Situationen ein Mittel am besten angewandt wird.

Zulassung nach klinischer Prüfung

Nach entsprechenden Vorarbeiten wird jedes neue Medikament zuletzt vor der Zulassung in einer sogenannten klinischen Prüfung untersucht.

Wirkungen und unerwünschte Wirkungen von neuen und alten Mitteln werden überprüft

Dabei wird so vorgegangen: Gibt es ein vergleichbares Medikament, also wird zum Beispiel ein neues Mittel gegen Bluthochdruck geprüft, dann vergleicht man die Wirkungen und die unerwünschten Wirkungen des neuen mit dem herkömmlichen Mittel. Nun kann es aber sein, dass der prüfende Arzt sehr überzeugt ist, dass das neue Mittel hervorragend oder ganz schlecht ist. Die Folge wird sein, dass der Patient vom Arzt beeinflusst wird. Umgekehrt kann es sein, dass der Patient große Hoffnungen in das neue Mittel setzt oder im Gegenteil misstrauisch gegenüber Neuem ist. Wir wissen: Der Glaube versetzt Berge.

Bei der Doppelblindprüfung weiß nur eine neutrale Stelle, ob das neue oder alte Mittel eingesetzt wird

Um nun diese Einflüsse auszuschalten, wird bei der klinischen Prüfung weder dem prüfenden Arzt noch dem Patienten mitgeteilt, ob das neue Mittel oder die herkömmliche Behandlung eingesetzt werden. Nur eine neutrale Stelle, die diese Prüfung nicht direkt durchführt, kennt den Schlüssel. Man nennt dieses Verfahren Doppelblindprüfung. Es wird aber in jedem Fall behandelt!

Ethikkommissionen entscheiden, ob die klinische Prüfung bei Krankheiten ohne bisherige Behandlung vertretbar ist

Ein Problem besteht dann, wenn es bei einer Krankheit keine bisherige Behandlung gab. Ob eine klinische Prüfung ethisch gerechtfertigt ist, wird vorher von Ethikkommissionen, in der auch Juristen und medizinische Laien tätig sein müssen, festgelegt. Die durchführende Institution hat immer auch den Schlüssel, welcher Patient bei diesen Vergleichen das neue oder das herkömmliche Mittel bekommt. Selbstverständlich muss der Ablauf der Prüfung den

Patienten im Vorhinein in allgemein verständlicher Form mitgeteilt werden und mit Unterschrift durch den Prüfarzt und durch den Patienten bestätigt werden. Der Patient hat das Recht, die Untersuchung auch ohne Angabe von Gründen jederzeit abzubrechen.

Besonders heikel ist natürlich der Vergleich einer neuen Therapie mit einer bisher nicht vorhandenen Therapie. Das war zu Beginn von AIDS der Fall. Durch begleitende Kontrolle und statistische Auswertung bereits einer kleinen Zahl von Untersuchten wurde von der amerikanischen Zulassungsbehörde die Untersuchung wegen Wirksamkeit der ersten verfügbaren Behandlung vorzeitig abgebrochen. Erst dieses komplizierte und aufwendige Vorgehen bringt die nötige Sicherheit für die Patienten und auch für die erlangten Erkenntnisse.

Forschungen bringen größere Sicherheit, sind aber auch sehr teuer

Dieses Gebäude an Daten ist durch sehr teure Forschungsarbeit zu erreichen und den Zulassungsbehörden vorzulegen. Erst nach dieser Prüfung kann ein neues Medikament zugelassen werden. Dieser Aufwand führt zum einen zu größerer Sicherheit in der Anwendung, zum anderen aber dazu, dass immer weniger Firmen diese Ausgaben bezahlen können (Vor Jahren bereits gab eine internationale Firma für die Forschung 1 Million Dollar pro Tag aus!) und neue Medikamente sehr teuer sind. Medikamente sind heutzutage eben hoch technisierte Produkte wie andere auch, denken wir nur einmal an die elektronischen Waren wie Kameras, Computer oder ähnliches.

Es ist wichtig, sich auch einmal diese Seite vor Augen zu führen. Zu oft wird in Bausch und Bogen kritisiert ohne Bedenken, was die Alternative bei Abschaffung oder nur begrenztem Einsatz dieser Technologie wäre.

Wieder ein Vergleich mit dem Auto: Kein Mensch benutzt heute noch Pferdekutschen, jeder fährt selbstverständlich Auto. Wir wissen heute auch um die damit zusammenhängenden Probleme und haben dennoch keine befriedigende Lösung gefunden. Genauso ist es in der Medizin und im speziellen Fall mit den Produkten der Pharmaindustrie. Braucht man sie nicht, ist man kritisch, ist man krank, lässt man sich gerne helfen.

Der »Typenschein« von Kortisonpräparaten

Die Tagesproduktion von Kortison beträgt 20 bis 25 mg

Wie sieht nun der »Typenschein« für Kortisonderivate aus? Wir haben bereits festgestellt, dass die gesamte Tagesproduktion zwischen 20 und 25 Tausendstel Gramm beträgt, wobei 80 % dieser Menge zwischen 4 und 8 Uhr morgens ausgeschüttet werden. In Ruhe können im Plasma zwischen 4 und 20 Millionstel Gramm in 100 ml gemessen werden. 95 % liegen davon an Eiweißkörper gebunden vor, um im Kreislauf transportiert werden zu können.

Die Halbwertszeit liegt bei 80 bis 150 Minuten

Nur 5 % sind frei und wirksam. Freies Kortison wird schnell abgebaut, nach 80 bis 150 Minuten liegt nur mehr die Hälfte des Ausgangswertes vor (= Halbwertszeit).

Dies gilt auch für künstlich zugeführte Derivate. Die Halbwertszeit für das Abklingen des biologischen Effektes aber ist viel länger, da dieser Effekt ja durch Aufnahme in das Innere von Zellen bedingt ist und Kortison von dort wesentlich langsamer freigesetzt

Kortison wird in der Leber wasserlöslich gemacht und über die Nieren ausgeschieden

wird. Der Abbau erfolgt in der Leber durch Umbau und Koppelung an Moleküle, die diese Abbauprodukte wasserlöslich und damit einer Ausscheidung über die Nieren zugänglich machen. Die Geschwindigkeit des Abbaus ist daher vom Zustand der Leber abhängig und verlängert sich bei Lebererkrankungen.

Bei der Hormonersatztherapie wird die normale Tagesmenge eingenommen

In der Behandlung unterscheidet man zwei Bereiche: zum einen die Hormonersatztherapie wie bei der Addison'schen Krankheit.
Dabei wird höchstens die normale Tagesmenge benötigt, in Stress-Situationen entsprechend mehr (z. B. bei akuten Infektionskrankheiten). Das richtet sich nach der Natur und ist daher nicht mit Problemen behaftet.

Die Dosis ist von der Art der Erkrankung abhängig

Zum anderen wird Kortison als Medikament in höheren Dosen eingesetzt. Die Dosen sind abhängig von der Erkrankung und ebenso die Darreichungsweise. Im nächsten Kapitel wird bei den einzelnen Krankheiten genauer darauf eingegangen.
Bei chronischer Anwendung soll mit weniger als 10 mg pro Tag das Auslangen gefunden werden, da es sonst zur Entwicklung der Cushing'schen Krankheit kommt. Man spricht daher von der »Cushingschwelle«.

Akute Erkrankungen werden mit Dosen bis zum 4.000fachen der normalen Tagesmenge behandelt

Akute Erkrankungen, die nur einmal oder kurzzeitig Kortison benötigen, können mit noch wesentlich höheren Dosen behandelt werden. So wird etwa bei Hirnschwellung die im Vergleich zum körpereigenen Hormon 1.250fache relative Wirkmenge intravenös gegeben und beim allergischen Schock sogar bis zum 4.000fachen gespritzt. Kortisonderivate haben also eine geradezu unglaublich phantastische therapeutische Breite, was ihren breiten Einsatz und Erfolg mühelos erklärt.

Das Problem ist die Höhe der Dosis bei chronischen Erkrankungen

Der Pferdefuß liegt in der Höhe der Dosis, die bei einigen chronischen Erkrankungen auf Dauer benötigt wird. Man kann den Körper zwar »überlisten«, indem man etwas höhere Mengen, als sie der Tagesdosis entsprechen, zum größeren Teil (entsprechend dem Maximum der körpereigenen Produktion) morgens und zum kleineren Teil abends gibt.

Nebenwirkungen von Kortison

Bei länger dauernder Einnahme sind Nebenwirkungen nicht vermeidbar

Auf lange Sicht sind bei höheren Dosen Nebenwirkungen unvermeidlich. Sie entsprechen den normalen Wirkungen und können als Steigerungen aufgefasst werden. Im Folgenden werden die unerwünschten Wirkungen auf die verschiedenen Organsysteme einzeln dargestellt.

Die meisten Nebenwirkungen bilden sich bei Dosisverringerung zurück

Ganz grob gesagt, sind die Nebenwirkungen einer Kortisontherapie diejenigen, die bei der Cushing'schen Erkrankung auftreten, also bei der krankhaften Überproduktion des Hormons. Damit sind es nicht eigentlich Nebenwirkungen, sondern gesteigerte Hauptwirkungen. Für die Betroffenen ist diese feine Unterscheidung ohne Belang, es handelt sich aber damit nicht um Vergiftungserscheinungen, sondern – und das ist ein Glück – bei den meisten Nebenwirkungen um Erscheinungen, die sich bei einer Verringerung der Dosis zurückbilden. Im Detail können durch Kortison folgende Nebenwirkungen ausgelöst werden:

Erhöhung des Blutzuckers

Wie schon erwähnt, erhöht Kortison den Blutzucker um 10 – 20 %. Bei einem Patienten, der bereits vorher einen grenzwertig erhöhten Blutzucker hatte, kann dies zum Ausbruch eines sogenannten »Steroiddiabetes« führen. Der Gesunde kann das durch körpereigenes Insulin kompensieren, beim Zuckerkranken muss die Zuckertherapie entsprechend angepasst werden. Dies ist durchaus möglich, weshalb ein bestehender Diabetes mellitus keine Gegenanzeige für eine notwendige Kortisonbehandlung darstellt. Es ist jedoch immer Vorsicht geboten und regelmäßige Blutzuckerkontrollen sind für eine engmaschige Überwachung nötig.

Erhöhung der Blutfette

Mit der Blutzuckersteigerung geht auch eine Erhöhung der Blutfette einher. Es kommt zur Erhöhung der sogenannten Triglyceride; Cholesterin wird kaum beeinflusst. Jedoch beeinträchtigen auch diese Veränderungen nicht die Möglichkeit einer Kortisontherapie.

Stammfettsucht, Vollmondgesicht und Büffelnacken

Wesentlich störender ist die langsame Entwicklung einer Stammfettsucht, eines Vollmondgesichts und eines Fetthöckers im Nacken, Büffelnacken genannt. Warum es dazu kommt, ist nicht klar. Auch an anderen Stellen, z. B. im Körperinneren kann es zu Fettansammlungen kommen, die durch Druck auf Nachbarorgane Beschwerden hervorrufen können. Auch dies ist durch Diät und Dosisreduktion zu beherrschen.

Verstärkter Eiweißabbau aus Muskeln, Knochen und Haut

Ebenso wird der Eiweißstoffwechsel beeinflusst. Es kommt zum verstärkten Eiweißabbau, vor allem aus Muskulatur, Knochen und Haut. Die Muskulatur wird nach gehäuften intramuskulären Injektionen von bestimmten Kortisonderivaten geschwächt, weshalb man heute diese Art der Therapie nicht mehr durchführt. Bei Langzeittherapie über Monate und Jahre entwickelt sich eine zunehmende Schwäche der Beine, seltener der Arme, wodurch das Aufstehen aus einem Stuhl behindert wird.

Daher sollen sich Patienten während einer Kortisontherapie als Gegenmaßnahme möglichst viel aktiv bewegen und eiweiß- und kaliumreich ernähren. Die Rückbildung dieser Nebenwirkung kann monatelang dauern.

Die Reduktion der Knochenmasse ist eine nicht umkehrbare Nebenwirkung

Der Knochen wird in seiner Masse reduziert. Dieser Effekt tritt bereits frühzeitig auf und scheint weitgehend unabhängig von der Dosis zu sein. So sind in einer Untersuchung bereits nach 1 Jahr Therapie bei 40 % der Behandelten eine Verminderung der Knochenmasse nachgewiesen worden.
Diese Verminderung wird Osteoporose genannt und gehört zu den wenigen, nicht umkehrbaren Nebenwirkungen einer Kortisontherapie. Der Entstehungsmechanismus ist noch nicht vollständig aufgeklärt, sicher ist jedoch, dass die Osteoporose zu den schwerwiegendsten Nebenwirkungen einer Langzeittherapie mit Kortison gehört.

Gleichzeitg mit einer Kortisonbehandlung wird eine Knochenschutztherapie mit Kalzium und Fluor durchgeführt

Daher ist man dazu übergegangen, gleichzeitig mit einer lang dauernden Kortisongabe eine Knochenschutztherapie durchzuführen. Dies kann beispielsweise durch Zugabe von Kalzium und Fluor geschehen und wird wiederum durch eine aktive Lebensführung unterstützt, weil belastete Knochen aufgebaut und nicht benützte rascher abgebaut werden.

Osteoporose tritt mit zunehmendem Alter häufiger auf

Die Osteoporose ist eine Krankheit, die mit dem Alter zunimmt, auch ohne Kortisontherapie auftritt und aufgrund der hohen Folgekosten (besonders sehr alte Personen stürzen, erleiden Knochenbrüche und können sich oft nicht mehr erholen, so dass sie dauernder Pflege bedürfen) enorme volkswirtschaftliche Bedeutung hat.
Dementsprechend aktiv ist die Forschung auf diesem Gebiet tätig, so dass die Therapie von Knochenstoffwechselstörungen sich im raschen Umbruch

befindet und genauere Angaben zur Behandlung dieser Nebenwirkung hier nicht zielführend sind.

Die Blutversorgung der Gelenksköpfe von Oberarm und Hüfte wird gestört

Eine weitere, nicht ganz aufgeklärte Nebenwirkung am Skelett entsteht dadurch, dass die Blutversorgung des Hüftkopfes, seltener auch des Oberarmkopfes gestört wird und die Gelenksköpfe zugrunde gehen. Man nennt dies aseptische Knochennekrosen. Die Betroffenen spüren dies als plötzliche Schmerzen im Hüft- oder Schultergelenk, auch nachts. Diese nächtlichen Schmerzen treten etwa bei einer Abnützung des Gelenks (= Arthrose) nicht auf. Eine frühzeitige Diagnose dieser Nebenwirkung kann zur Vermeidung von Gelenksersatzoperationen entscheidend sein.

Kortisonbehandlungen bei Kindern führen zu Wachstumsverzögerungen

Eine Kortisontherapie im Kindesalter ist dadurch problematisch, dass bei Kindern der Eiweißabbau im Wachstumsalter zur Wachstumsverzögerung führt. Dies kann durch alternierende Gabe von Kortison, das heißt nur jeden 2. Tag eine Behandlung, vermieden werden. Das Wachstum kann nach Beendigung der Therapie aufgeholt werden, wenn die Wachstumszonen der Knochen altersbedingt noch aktiv sind.

Die Haut reagiert sehr vielfältig auf Kortison

Die Haut letztlich reagiert mannigfaltig auf Kortison. Eine Akne wird verschlimmert oder überhaupt ausgelöst (Steroidakne). Ebenso wird eine Entzündung der talgdrüsenreichen Areale des Gesichts gefördert, dies wird als periorale Dermatitis bezeichnet. Weiters wirkt die Haut vorzeitig gealtert. Sie wird dünn, erscheint fein gefältelt wie Zigarettenpapier und bekommt durchscheinende Gefäße, welche leicht verletzlich sind und gehäuft zu Blutungen (= Ekchymosen oder Purpura) führen. Man bezeichnet dies als Atrophie. Gelegentlich kann die Haut wie bei einer Schwangerschaft überdehnt werden, diese Nebenwirkung tritt wiederum bevorzugt bei Kindern auf. Diese Dehnungsstreifen ziehen sich nach Beendigung der Therapie zusammen und bleiben als feine weiße Linien sichtbar. Die Hautveränderungen und die Veränderungen des Fettgewebes lassen den Kundigen auf einen Blick erkennen, dass eine Langzeit-Kortisonbehandlung vorliegt. Die Wiederherstellung eines Kortisonschadens der Haut, der genauso bei der Verwendung von Salben oder Cremes auftreten kann, gehört zu den schwierigsten und langwierigsten Aufgaben eines Hautarztes.

Durch das Zurückhalten von Flüssigkeit in Kreislauf und Gewebe kommt es zu Gewichtszunahme und erhöhtem Blutdruck

Aufgrund der Ähnlichkeit mit den Mineralokortikoiden (siehe dort) ist unter die Nebenwirkungen auch die Beeinflussung des Mineralstoffwechsels zu zählen. Es kommt zu einem vermehrten Zurückhalten von Natrium, was über einen verstärkten osmotischen Sog zu einem Zurückhalten von Flüssigkeit in Kreislauf und Gewebe führt. Die Folge sind Gewichtszunahme und erhöhter Blutdruck. Weiters wird vermehrt Kalium ausgeschieden. Deshalb soll neben der regelmäßigen Überprüfung des Blutspiegels dieser zwei Mineralien die Zufuhr von Kochsalz (lateinisch Natriumchlorid) beschränkt und die von Kalium verstärkt werden.

Verzögerte Wundheilung

Die Stoffwechselwirkungen führen auch zu einer verzögerten Wundheilung. Bei Operationen am Stamm wendet man daher eine besondere Nahttechnik an und belässt die Hautnähte länger als üblich.

Vegetative Störungen wie Nervosität, Hitzewallungen, Schlafstörungen und Herzklopfen treten auf

Weitere Auswirkungen betreffen das Gehirn und die Psyche. Diese sind sehr unterschiedlich ausgeprägt. Empfindliche Personen berichten über vermehrtes Schwitzen, zum Kopf aufsteigendes Hitzegefühl, Nervosität, Schlafstörungen und Herzklopfen, wie sie vor der Behandlung nicht aufgetreten sind. Man bezeichnet dies als vegetative Störungen, weil diese Beschwerden über das unbewusste vegetative Nervensystem vermittelt werden. Problematischer ist

Manche Patienten reagieren euphorisch

eine direkte Nebenwirkung auf das Gehirn, die bei etwa 50 – 80 % der Behandelten auftritt. Durch eine Stabilisierung des emotionalen Erlebens entwickelt sich eine gehobene Stimmungslage (Euphorie). Dies wird als sehr angenehm empfunden und steht oft einem Absetzen oder einer Dosisreduktion im Wege, da dann unangenehme Empfindungen auftreten.

Auch Depressionen und Wahnvorstellungen können auftreten

Auch können – und das ist ein ganz wichtiger Bereich – nicht vorhersehbare und nicht sicher dosisabhängige geistige Störungen, sogenannte Psychosen, während einer Kortisontherapie auftreten.

Sie beginnen innerhalb der ersten Tage einer Kortisonbehandlung und kommen bei etwa 5 % der mit Kortison behandelten Patienten vor. Die Betroffenen sind meist depressiv, können aber auch im Gegenteil »überdreht« (manisch) sein oder an Wahnvorstellungen leiden.

Linsentrübung und auch eine Erhöhung des Augeninnendrucks kommen vor

Am Auge kommt es bei längerer Behandlung über ein Jahr bei 10 % der Behandelten zu einer rückbildungsfähigen Linsentrübung (= grauer Star). Mindestens ebenso häufig ist eine Erhöhung des Augeninnendrucks (= grüner Star).

Auch kortisonhältige Augentropfen sind mit diesen Nebenwirkungen belastet. Zu einer Langzeittherapiebegleitung gehört demnach auch eine regelmäßige augenärztliche Kontrolle des äußeren und inneren Auges, auch ohne dass bereits merkbare Sehstörungen aufgetreten sind.

Kortison erhöht die Magensaftproduktion

Kortison erhöht die Säuresekretion der Magenschleimhaut. Dennoch ist das Risiko für die Entwicklung eines Magengeschwürs oder einer Blutung nicht stark erhöht, so dass eine zusätzliche Magenschutzbehandlung in erster Linie bei Patienten, die noch weitere den Magen belastende Medikamente einnehmen oder bei Magenkranken sinnvoll ist. Auch bei höheren Dosen gibt eine Magenschutztherapie zusätzliche Sicherheit.

Kortison wirkt entzündungshemmend, Infektionen daher ernst nehmen

Da Kortison entzündungshemmend wirkt, werden auch Entzündungen, die eine Abwehr von Infektionen durch Bakterien, Pilze oder Viren gewährleisten sollen, gebremst. Vor Beginn einer Kortisontherapie ist daher auf bestehende Infektionen zu achten.

Während einer Kortisontherapie auftretende Infektionen sind entsprechend ernst zu nehmen und zu behandeln, da sonst diese Erkrankungen schwerer und länger verlaufen und sogar tödlich enden können (zum Beispiel die Tuberkulose).

Kortison schädigt das ungeborene Kind nicht

Ein wichtiger Punkt betrifft die Schwangerschaft. Eine Kortisonbehandlung schädigt das Kind nicht, so dass eine Schwangerschaft bei entsprechenden Vorsichtsmaßnahmen keine Gegenanzeige zu einer Therapie darstellt. Im Gegenteil, erst durch Kortison ist bei manchen Krankheiten eine Schwangerschaft und damit die Erfüllung des Kinderwunsches zu einem beherrschbaren Risiko geworden.

Kurzfristig ist eine hohe Dosierung möglich, Erhaltungstherapie sehr niedrig dosieren

Zuletzt gilt es, die zeitlichen Abläufe bei einer Behandlung wegen der Rückwirkung auf den Hormonregelkreis genau im Auge zu behalten. Man kann gefahrlos kurzfristig hoch dosiert im akuten Krankheitsstadium behandeln. Daran schließt sich, wenn nötig, eine unterschiedlich lange Erhaltungstherapie an, die zur Vermeidung der eben angeführten Nebenwirkungen so niedrig wie möglich sein muss.

Jedes Absetzen einer länger dauernden Kortisontherapie muss geplant werden und darf keineswegs plötzlich geschehen. Der Körper hat sich inzwischen nämlich an die erhöhte Kortisonzufuhr angepasst und die körpereigene Produktion (sinnvollerweise) durch

Kortison darf nicht abrupt abgesetzt werden, sondern muss langsam ausgeschlichen werden

die Hemmung der Hirnanhangsdrüse, die der Nebennierenrinde keinen Befehl mehr zur Produktion gibt, ruhen lassen. Ein plötzliches Absetzen würde daher zu einem akuten Kortisonmangel führen und ist daher zu vermeiden und durch ganz langsames, schrittweises Verringern der Dosis über viele Wochen zu ersetzen, damit die körpereigene Bildung wieder in Schwung kommt. Diese Hemmung der körpereigenen Produktion tritt bereits drei bis vier Wochen nach Therapiebeginn auf, so dass nur sehr kurzzeitige innere Kortisonbehandlungen plötzlich abgesetzt werden können.

Risiken zur Entwicklung von Nebenwirkungen

Das Risiko von Nebenwirkungen ist so individuell wie der Mensch selbst

Glücklicherweise bekommt nicht jeder Patient alle Nebenwirkungen. Folgende Punkte müssen bei jedem einzelnen Patienten bedacht werden, um das Risiko auftretender Nebenwirkungen abzuschätzen. Alte Menschen und Frauen entwickeln häufiger Nebenwirkungen. Die zu behandelnde Grunderkrankung bestimmt das Risiko für bestimmte Nebenwirkungen. So ist etwa das Risiko für Infektionen bei Bluterkrankungen erhöht und die chronische Polyarthritis ist häufiger mit Osteoporose vergesellschaftet. Bereits erwähnt wurde die Beeinflussung des Stoffwechsels. Lebererkrankungen wie die Leberzirrhose verlangsamen den Stoffwechsel und führen zu höheren Blutspiegeln und verstärkter Wirkung. Kommt in einer Familie Diabetes mellitus gehäuft vor, so ist das Risiko der Zuckerkrankheit erhöht. Bei Eiweißmangelzuständen kann weniger Kortison gebunden werden und der freie, wirksame Teil ist entsprechend erhöht. Dies kommt bei Leber- und Nierenerkrankungen vor. Ferner wird auch der Stoffwechsel von Kortison durch andere Medikamente beeinflusst, weshalb die genaue Kenntnis aller verwendeten Arzneien unumgänglich für die behandelnden Ärzte ist.

Mögliche Wechselwirkungen mit anderen Medikamenten müssen mit dem Arzt besprochen werden

Aufgrund der Vielzahl der Präparate kann in diesem Rahmen nicht darauf eingegangen werden. Hinweise zu möglichen Wechselwirkungen von Medikamenten untereinander finden sich auf jedem Beipacktext eines Medikamentes und in den Arzneimittelverzeichnissen. Diese Medikamente können sich in ihrem Wirkungsspektrum mit Kortison überschneiden, gleichsinnig oder gegensinnig wirken oder den Stoffwechsel beeinflussen.

Nebenwirkungen sind auch von Dauer, Dosis, Art der Anwendung und Präparat abhängig

Wie bereits mehrfach angedeutet, hängen die Nebenwirkungen auch von Dauer, Dosis, Anwendungsart und verwendetem Kortisonpräparat ab. Zuletzt ist jeder Mensch ein Individuum, so dass persönliche Faktoren ebenfalls die Reaktionslage beeinflussen.

Sicherheit durch aktive Mitarbeit und Überwachung

Aufgrund der komplexen Wirkungen und Nebenwirkungen, die den ganzen Menschen beeinflussen, ergibt sich, dass Kortison weder freizügig verordnet wird, noch wie irgendein anderes Mittel eingenommen werden sollte.

Schriftliche Informationen sind wichtig, da mündliche nicht so gut im Gedächtnis behalten werden

Die erste Hilfestellung für den Patienten ist daher die Information über das verordnete Medikament und was besonders zu beachten ist. In der aufgeregten Situation in der Sprechstunde werden mündliche Informationen bekanntlich nicht so gut aufgenommen und im Gedächtnis behalten. Daher sind als nächste Stufe der schriftliche Beipacktext und eventuell weitere schriftliche Informationen wichtig.

Allgemein sind folgende Empfehlungen und Vorsichtsmaßnahmen während einer Kortisontherapie gültig:

Eiweißzufuhr ausreichend gestalten

- Die Eiweißzufuhr durch Fleisch, Fisch und magere Milchprodukte soll ausreichend sein, da Kortison selbst und damit behandelte entzündliche Erkrankungen Körpereiweiß vermehrt abbauen.

Mineralstoffzufuhr an erhöhten Bedarf anpassen

- Aus den gleichen Gründen soll die Zufuhr von Mineralstoffen wie Kalium, das besonders in Obst wie Marillen (Aprikosen) und Bananen enthalten ist, sowie von Kalzium, das reichlich in Milch und mageren Milchprodukten vorkommt, an den erhöhten Bedarf angepasst sein.

Vitamin C zur Abwehrsteigerung

- Besonders in Grippezeiten, aber auch zur täglichen Arbeit der Nebennieren, ist Vitamin C zur Abwehrsteigerung grippaler Infekte bedeutsam, welches in frischem Obst, Gemüse und Salaten enthalten ist.

Salzzufuhr einschränken

- Die tägliche Salzzufuhr soll eingeschränkt werden (eine Empfehlung, die übrigens auch ohne Kortisontherapie gilt). Kortison hält Natrium, den einen Bestandteil des Kochsalzes, im Körper zurück. Durch die wasserbindende Wirkung von Natrium kommt es zu einem erhöhten Flüssigkeitsgehalt in den Gefäßen und im Gewebe. Dies hat einen erhöhten Blutdruck und eine Gewichtszunahme zur Folge.

Weniger Zucker

- Zucker muss ebenfalls mit Zurückhaltung genossen werden, da je nach Konstitution und Lebensführung eine Zuckerkrankheit ausbrechen kann, die ohne Kortison gerade noch nicht von selbst entsteht.

Körpergewicht soll gleich bleiben

- Das Körpergewicht soll während einer Kortisontherapie langfristig gleich bleiben. Bei der erhöhten Anfangsbehandlung kommt es durch die verringerte Wasserausscheidung zu einem Gewichtsanstieg, der nur schwer durch strenge Diät zu vermeiden ist. Bei einer niedrig dosierten Erhaltungstherapie ist man aber wieder selbst für das Körpergewicht verantwortlich.

Kostisonbehandlung unbedingt mitteilen, z. B. bei Spitalsaufenthalt

- Information ist immer nötig. Es genügt nicht, sich auf den Hausarzt zu verlassen, der zur Führung einer Kartei verpflichtet ist. Es kann plötzlich ein Spitalsaufenthalt aus irgendwelchen anderen Gründen nötig sein und der Hausarzt gerade auf Urlaub sein. Eine schriftliche Zusammenfassung der Behandlung sollte daher immer griffbereit sein. Es gibt auch eigene Kortisonausweise, aber es ist nicht jedermanns Sache, für viele verschiedene Dinge einen eigenen Ausweis mit sich zu führen. Eine bereits bestehende Therapie muss unbedingt bei neuen Arztkonsultationen weiterer Fachrichtungen angegeben werden, damit bei der Verschreibung auf mögliche Wechselwirkungen der Medikamente untereinander Bedacht genommen werden kann.

Der zuständige Arzt behandelt und überwacht nicht nur die Krankheit, sondern auch eventuell auftretende Nebenwirkungen einer Kortisontherapie. Dazu dienen verschiedene Untersuchungen.

Laufend werden in kürzeren, bei gleich bleibenden Befunden in längeren Abständen Gewicht und Blut-

Der behandelnde Arzt überwacht auch die Nebenwirkungen

druck kontrolliert und der Patient auf Veränderungen des Körperbaus (Fettablagerungen) inspiziert. Es wird gezielt nach Beschwerden gefragt (Magen, Knochengerüst) und falls erforderlich, mit speziellen Untersuchungen nachgeforscht. Diese Kontrollen führen auch zur Überlegung, ob die Dosis reduziert oder die Therapie sogar beendet werden kann oder muss.

Kontrollen von Blutsenkungsgeschwindigkeit und Blutbild geben Auskunft über den Zustand der Abwehrlage beziehungsweise über Entzündungen. Leber- und Nierenfunktion, Blutzucker und Harnbefunde überwachen die Stoffwechselfunktion von Leber und Niere und decken eine beginnende Zuckerkrankheit auf.

Bei neu auftretenden Beschwerden werden zusätzlich zielgerichtete Untersuchungen durchgeführt. Eine neuere, in jährlichen Abständen durchzuführende Untersuchung betrifft die Knochendichte als Maßzahl für die Knochenmasse.

Diese nicht belastende Untersuchung nennt man Osteodensitometrie.

Vergleich einzelner Präparate

Wenden wir uns nun den einzelnen Präparaten zu. Setzt man das körpereigene Kortison, das Cortisol oder Hydrocortison gleich 1, so ergeben sich folgende relative Wirkungsstärken der häufigsten Präparate bezogen auf Entzündungshemmung und Wirkung auf den Mineralstoffwechsel, wie sie die folgende Tabelle auf Seite 70 zusammenfasst.

Relative Wirkungsstärken von Kortisonpräparaten

Wirkstoff	Entzündungshemmung	Mineralstoffwirkung
Hydrocortison = Cortisol	1	1
Cortison	0,8	0,8
Prednison und Prednisolon	4	0,8
Flukortolon	4	0
Methylprednisolon	5	0
Triamcinolon	5	0
Paramethason	10	0
Betamethason	25	0
Dexamethason	25	0

Nur Cortisol, Cortison und Prednisolon/Prednison haben also eine Wirkung wie das körpereigene Mineralstoffhormon Aldosteron. Dieses hat eine relative Entzündungshemmung von 0 und eine relative Mineralstoffwirkung von 3000 im Vergleich zu Cortisol.

Vergleichsdosen bei gleich starker Entzündungshemmung

Wirkstoff	Dosis
Betamethason	1,0 mg
Dexamethason	1,0 mg
Paramethason	3,0 mg
Triamcinolon	6,0 mg
Fluocortolon	7,5 mg
Methylprednisolon	6,0 mg
Prednisolon	7,5 mg

Nachdem es aber nicht nur auf die relative Wirkstärke ankommt, sondern auf die Verweildauer im Körper und den Stoffwechselweg, hat man aus der Erfahrung heraus entzündungshemmende Vergleichsdosen unterschiedlicher Präparate zusammengestellt, die in der Tabelle wiedergegeben sind.

Diese Dosen sind durch Teilung der am Markt erhältlichen Präparate zu erzielen.

Man unterscheidet aus praktischen Gründen vier Stärkeklassen. Die folgende Tabelle fasst die in Österreich und Deutschland erhältlichen Produkte ohne Anspruch auf Vollständigkeit zusammen, da es allein bei Salben und anderen äußeren Anwendungen eine Vielzahl von Präparaten am Markt gibt. Mischpräparate (v. a. in äußeren Anwendungen enthalten) und Wirkstoffkonzentrationen sind nicht angeführt.

Klinische Wirkstärken von Kortikoiden

Klasse 1

Wirkstoff	Präparate
Hydrocortison	Sanatison Mono, Ficotril mite, Hydrocortison Wolff, Munitren H, Cutisol, Hydrocortone, Hydroderm
Hydrocortisonacetat	Velupurol, Ekzesin, HC Salbe Mago KG, Sagittacortin, Cordes H, Colifoam
Prednison/Prednisolon	Prednisolon LAW, Decortin, Hostacortin, Ultracorten, Scherisolon, Aprednislon, Prednihexal, Phoscortril, Kühlprednon, Prednisolon, Prednisolut, Ultracortenol
Methylprednisolon	Urbason, Medrate, Medrol, Promedrol

Klasse 2

Wirkstoff	Präparate
Clobetasonbutyrat	Emovate
Hydrocortisonaceponat	Retef
Dexamethason	Dexamethason Wolff, Dexamethason Hafslund Nycomed, Dexabene
Dexamethason plus	Doudexa N
Aclomethasondipropionat	Delonal
Flumethasonpivalat	Locacorten, Cerson
Triamcinolonacetonid	Extracort, Volonimat N,
Fluprednidenacetat	Decoderm, Vobaderm
Fluprednisolon	Isopredon
Fluorandrenolon	Sermaka 1/2

Hydrocortisonbutyrat	Alfason
Hydrokortisonbuteprat	Pandel
Betamethasonbenzoat	Euvader
Fluocortolon	Ultralan, Syracor
Clocortolonpivalat plus	Kaban
Desonid	Tridesilon, Topifug, Sterax
Fluorandrenolon	Sermak
Betamethasonvalerat	Betnesol V mite, Betnovate, Celestan V mite
Triamcinolonacetonid	Volon A, Delphicort, Triamcinolon Wolff, Tri-Anemal, Kortikoid ratiopharm
Methylprednisolonaceponat	Advantan
Prednicarbat	Dermatop
Fluocinolonacetonid	Jellin Gamma, Synalar
Desoximethason	Topisolon mite
Halcinonid	Halcimat

Klasse 3

Wirkstoff	**Präparate**
Mometasonfuruoat	Ecural, Elocon
Betamethasonvalerat	Cordes Beta, Betamethason Wolff, Betnesol V, Betnovate, Celestan V, Eltina
Dexamethason	Decadron, Fortecortin, Dexamethason Hafslund Nycomed
Paramethason	Monocortin
Beclometason	Becotide

Budesonid	Pulmicort, Rhinocortol, Entocort
Flunisolid	Pulmilide
Fluticasonpropionat	Flutivate, Flixotide, Flixonase
Halomethason	Sicorten
Clocortolon	Glimbal
Hydrocortisonbutyrat	Locoidon
Betamethasondipropionat	Diprosone, Diproderm, Diprotop, Diprophos, Diprosis
Fluocortolon plus	Ultralan
Fluozinolonazetonid	Jellin, Synalar
Diflorasondiacetat	Florone
Desoximethason	Topisolon
Desoxycorton	Percorten, Cortiron
Fluocinonid	Topsym
Amcinonid	Amciderm
Halcinonid	Halog
Diflucortolonvalerat	Nerisona

Klasse 4

Wirkstoff	**Präparate**
Betamethasondipropionat	Diproforte
Diflucortolonvalerat	Nerisona forte, Neriforte, Temetex forte
Clobetasol	Dermoxin, Dermovate

Mit Kortison behandelbare Krankheiten

Anfangs wurde Kortison breiter eingesetzt, heute wird es gezielter angewendet

Es ist unmöglich, alle Krankheiten im Einzelnen aufzuzählen, bei denen Kortison eingesetzt wurde oder wird. Ganz allgemein lässt sich sagen, dass zu Beginn der Kortisonära der Einsatz breiter erfolgte als heute. Durch zunehmendes Wissen sind die Anwendungen heute gezielter und treffsicherer als früher. Kortison wird allein oder in Kombination mit anderen Präparaten verwendet. Eine Gesamtübersicht zu geben, ist nicht möglich; es werden in diesem Kapitel jedoch die wichtigsten Erkrankungen vorgestellt und der Einsatz von Kortison erläutert. Auf zusätzliche sinnvolle Medikamente bei diesen Erkrankungen kann nur sehr oberflächlich eingegangen werden.

Die Tabelle auf Seite 76 fasst die Möglichkeiten ohne Anspruch auf Vollständigkeit zusammen.

Mit Kortison behandelbare Krankheiten

Indikationen	**Krankheiten**
Akute Zustände:	Kreislaufschock, allergische Reaktionen (Medikamente, Bienengift), Asthmaanfall
Chronische Erkrankungen:	
Rheumatische Erkrankungen:	Gelenksentzündungen (Arthritiden), Polymyalgia rheumatica
Autoimmunerkrankungen:	Lupus erythematodes, Sklerodermie, Dermatomyositis, Vaskulitis (Gefäßentzündung)
Lungenerkrankungen:	Asthma bronchiale, Alveolitis, Lungengerüsterkrankungen (Sarkoidose)
Darmerkrankungen:	Morbus Crohn, Colitis ulcerosa
Nierenerkrankungen:	Glomerulonephritiden, nephrotisches Syndrom
Blutkrankheiten:	Panmyelopathien, Agranulozytose, immunhämolytische Anämie, thrombozytopenische Purpura, akute Leukämie, bösartige Lymphome, maligne Gammopathien (Plasmozytom)
Tumortherapie:	Verschiedene bösartige Tumoren
Neurologische Erkrankungen:	Multiple Sklerose, immunologische Erkrankungen (Myasthenia gravis, Lambert-Eaton Syndrom), Hirnödem
Hautkrankheiten:	Arzneiexantheme, Nesselsucht (Urticaria), Autoimmunerkrankungen der Haut (Pemphigus), Ekzeme, Kontaktallergien, Psoriasis (Schuppenflechte)
Hals-Nasen-Ohren-krankheiten:	Heuschnupfen (allergische Rhinopathie), akute Kehlkopfverengung (Larynxödem)
Augenerkrankungen:	Hornhautentzündung (Keratitis), Irisentzündung (Uveitis)
Kinderkrankheiten:	Unreife Lungen bei Frühgeburten, Erkrankungen wie bei Erwachsenen

Akute Zustände

Schock ist eine Kreislaufstörung, die eine Minderdurchblutung der Organe verursacht

Unter einem Schock verstehen wir landläufig einen schreckhaften Zustand, der sich in Erstarren und Blässe des Betroffenen äußert, darüber hinaus auch noch in Zittern oder einer gewissen Verwirrung, zum Beispiel nach einem Autounfall. Im medizinischen Sinn aber ist der Schock ein stadienhafter Ablauf einer Kreislaufstörung, die sich in akuter Minderdurchblutung lebenswichtiger Organe äußert, was über einen Mangel an lebensnotwendiger Versorgung mit Sauerstoff unbehandelt zum Tod führen kann.

Der Körper versucht, aus diesem Zustand herauszukommen und leitet Gegenmaßnahmen ein: Die Durchblutung nicht lebensnotwendiger Organe wie Nieren, Darm oder Haut wird zugunsten von Gehirn und Herz eingeschränkt. Dies ruft die eingangs beschriebenen Symptome hervor. Weiters ist oft ein Blutdruckabfall und ein erhöhter Puls messbar.

Kann diese Kreislaufstörung nicht behoben werden, kommt es zu einer Schädigung des Gehirns und des Herzmuskels

Gelingt der Ausgleich dieser Kreislaufstörung nicht, so kommt es wegen der weiterhin unzureichenden Versorgung schließlich zu einer Beeinträchtigung auch lebenswichtiger Organe wie dem Herzen und zu einer unumkehrbaren Schädigung des Gehirns und später des Herzmuskels.

Patienten, die nach dieser Schädigung des Gehirns wiederbelebt werden konnten, haben keine Gehirnfunktion mehr, der Körper lebt aber weiter. In diesem Bereich liegt die Problematik von Unfallopfern, die als Organspender in Frage kommen. Wenn auch das Herz geschädigt ist, ist der Patient nicht mehr behandelbar und unrettbar verloren.

Wie kommt es nun zu solchen dramatischen Ereignissen?

Schockauslöser sind beispielsweise ein Herzinfarkt, großer Blutverlust bei schweren Verletzungen, Bakteriengifte bei schweren Infektionen; auch Allergien gegen Medikamente, Bienen- oder Wespengift können einen Schock auslösen

Einmal durch Versagen der Pumpe selbst, wie zum Beispiel beim Herzinfarkt. Auch ein großer Blutverlust bei schweren Verletzungen kann zu einer stark verminderten Durchblutung führen. In diesen Fällen wird therapeutisch das Herz gestärkt beziehungsweise das fehlende Volumen durch Infusionen aufgefüllt. Eine dritte wesentliche Ursache liegt darin, dass sich am anderen Ende des Kreislaufsystems die ganz kleinen Gefäße in den Organen öffnen und dadurch ein großer Flüssigkeitsverlust entsteht. Diese Schädigung der kleinsten Gefäße kann durch Bakteriengifte infolge einer schweren Infektion (septischer Schock) verursacht sein.

Ein weiterer Mechanismus dieser Gefäßschädigung ist das übermäßige Freisetzen körpereigener Substanzen, die die Gefäße öffnen und zu einem Versacken der Blutflüssigkeit im Gewebe führen. Normalerweise sind Substanzen, die die Gefäße weit stellen und durchlässig machen im Gleichgewicht mit Substanzen, die das Gegenteil bewirken.

Dies dient der Anpassung der Versorgung mit Nährstoffen in den einzelnen Organen je nach aktuellem Bedarf. Bei Überwiegen der öffnenden Substanzen (die bekannteste ist Histamin), kommt es eben aufgrund des Volumenmangels in den Blutgefäßen zum Schock.

Die Ausschüttung dieser Substanzen erfolgt krankhafterweise durch eine fehllaufende Entzündungsreaktion, wie sie bei Allergien gegen Medikamente sowie Bienen- oder Wespengifte auftreten kann (allergischer Schock). Leider gibt es keinen Test, der die Zukunft lesen kann. Es ist nicht möglich, das Eintreten einer allergischen Reaktion – worauf auch immer – vorherzusehen. Erst im Nachhinein kann die Ursache abgeklärt werden.

Kortison bremst die Entzündungsreaktion, so dass gar kein Schock entsteht

Bei dieser Fehlreaktion nun wirkt ganz am Anfang Kortison auf folgende Weise: Es bremst die Entzündungsreaktion und dichtet die Gefäße ab, so dass erst gar kein Schock entsteht. Entscheidend ist natürlich die möglichst rasche Therapie mit Spritzen. Jedes Jahr findet man in den Zeitungen Berichte von tödlichen Bienen- oder Wespenstichen, die auf einem unbehandelten allergischen Schock beruhen.

Bei allergischen Reaktionen sind eine Allergietestung und eine Notfallapotheke notwendig

Bei Verdacht auf eine allergische Reaktion ist eine Allergietestung bei allergologisch ausgebildeten Ärzten unbedingt nötig, um eine Notfallapotheke verschrieben zu bekommen oder weitere Maßnahmen einzuleiten, wie etwa die therapeutische Impfung (Hyposensibilisierung). Der Verdacht auf eine allergische Reaktion ist immer dann gegeben, wenn sich nicht nur am Stichort selbst, sondern davon entfernt am ganzen Körper juckende Quaddeln bilden oder sich sogar ein Engegefühl im Hals und Atemnot oder gar ein Kreislaufkollaps einstellen. Hier werden aufgrund der großen therapeutischen Breite die höchsten Dosen Kortison gespritzt, nämlich bis zu 1 g. Die Wirkung von Kortison beruht hier auf einer Abdichtung der Gefäße und auf einer abschwellenden Wirkung auf die Schleimhäute, die im Schock die Atemwege verlegen können.

In diesem Bereich, wo es um das Leben der Betroffenen geht, gibt es auch keine Diskussion um den Wert der Behandlung, da jeder froh ist, aus dieser angstvollen Situation herausgekommen zu sein. An dieser Stelle sei noch eine Bemerkung betreffend alternativer Behandlungsmethoden erlaubt.

Homöopathische Notfalltropfen sind keine Alternative zu Kortison

An einer Imkerschule wurden als alternative Behandlungsmöglichkeit homöopathische Notfalltropfen angeführt. Als Alternative versteht man eine von zwei Möglichkeiten, wobei stillschweigend vorausgesetzt wird, dass diese zwei Möglichkeiten gleichwertig sind. Dies ist hier aber keineswegs der Fall.

Wir wissen, dass die Durchblutung und damit die Aufnahmefähigkeit des Darms im Schock herabgesetzt sind, so dass schon allein aus diesem Grund die Alternative nicht besteht. Außerdem steht der Wirkungsnachweis im Schock aus. Hier haben wir es mit lebensbedrohenden Zuständen zu tun. Wenn sich jemand dann auf »Notfalltropfen« verlässt, stellt er möglicherweise seinen Irrtum erst im Himmel fest. Ich kenne keinen homöopathisch tätigen Arzt, der, wenn er zu einem Notfall gerufen wird, auf die erwiesenermaßen wirksame lebensrettende Behandlung verzichtet.

Bei Asthma kommt es zu einer Verengung der Atemwege und nachfolgender Atemnot. Auslöser sind allergische Entzündungen, Infekte oder chemische Reizstoffe

Asthma ist eine Erkrankung, die durch eine Überempfindlichkeit der Atemwege auf äußere Reize mit nachfolgender Verengung der Atemwege, begleitet von Atemnot gekennzeichnet ist. Die äußeren Auslöser können allergisch bedingte Entzündungen, zum Beispiel auf Blütenpollen oder im Berufsleben vorkommende Substanzen, sein. Auch nicht allergische Auslöser wie Infekte, chemische oder physikalische Reizstoffe und andere mehr sind bekannt.

Es kommt zu einer Atemnot infolge der Verengung der Luftwege wegen krampfartiger Engstellung der Muskulatur, durch entzündlich bedingtes Anschwellen der Schleimhautoberfläche der Atemwege und drittens zur Produktion eines abnormen Schleims, der auch noch zur Behinderung der Luftdurchströmung führt. Dadurch entsteht eine Entzündungsreaktion, die chronisch verläuft und plötzlich akute Verschlechterungen des Befindens auslösen kann (Status asthmaticus). Unbehandelt ist diese plötzliche Verschlechterung, der Asthmaanfall, sogar lebensbedrohend. Neben Medikamenten, die den Schleim lösen und die

Unbehandelt ist der Asthmaanfall lebensbedrohend. Kortison wirkt entzündungshemmend, schleimhautabschwellend und bremst die Schleimproduktion

Luftwege weit machen, werden je nach Stadium der Erkrankung auch Kortikoide in Sprayform eingesetzt. Sie wirken nur lokal auf das Bronchialsystem und haben damit keine Nebenwirkungen auf den übrigen Körper. Ein Trockenheitsgefühl im Hals nach der Anwendung eines Sprays kann durch Nachtrinken vermieden werden und eine Besiedlung der Mundschleimhaut mit Pilzen tritt bei entsprechender Mundhygiene nicht mehr auf.

Im Asthmaanfall ist die Verengung der Atemwege lebensbedrohend. Hier kommt ein weiterer Mechanismus der Kortikoide hilfreich hinzu. In Spritzenform gegeben wirken sie entzündungshemmend und dichten die Gefäße und die Bronchien ab, so dass die Schleimhautschwellung zurückgeht und die übermäßige Schleimproduktion gebremst wird. Heute werden je nach Schweregrad des Anfalls einige Gaben mit 10 mg über einen Zeitraum von mehreren Stunden verteilt, da die Wirkung rasch innerhalb von einigen Minuten eintritt und die Wirkdauer durch wiederholte Gabe auf das notwendige Maß verlängert wird. Zusätzlich werden weitere Medikamente, die die Atemwege frei machen und das Allgemeinbefinden bessern, in Infusionsform verabreicht.

Rheumatische Erkrankungen

Rheuma ist eine Entzündung der Gelenke

Bei den rheumatischen Erkrankungen handelt es sich um eine Gruppe verwandter Leiden, denen eine Entzündung der Gelenke gemeinsam ist. Es kann sich dabei um eine Entzündung kleiner Gelenke wie der Fingergelenke oder großer Gelenke wie der

Kniegelenke etwa bei der chronischen Polyarthritis, jetzt rheumatoide Arthritis genannt, handeln; oder es ist die Wirbelsäule wie bei der Spondylarthritis ankylopoetica auch als Morbus Bechterew (Bechterew'sche Krankheit) bekannt, befallen.

Durch eine Fehlreaktion des Immunsystems wird das Gewebe angegriffen und zerstört

Bei der Reiter'schen Krankheit sind neben den Gelenken auch die Bindehaut der Augen und die Harnröhre mitbeteiligt. Zwischen den Erkrankungen gibt es Übergangsformen und Mischbilder. Allen gemeinsam ist eine Entzündungsreaktion an den Gelenken, die auch andere Körperteile befallen kann. Die Ursache ist unbekannt, eine Fehlreaktion des Immunsystems, das falscherweise körpereigenes Gewebe angreift und es langsam zerstört, charakterisiert den Ablauf dieser Krankheitsgruppe.

Das rheumatische Fieber wird durch Streptokokken verursacht

Beim rheumatischen Fieber liegt hingegen als bekannte Ursache eine Infektion mit Streptokokken-Bakterien vor. Meist handelt es sich um die Folgeerkrankung einer Mandelentzündung. Besonders empfindliche Menschen reagieren nun mit Entzündungserscheinungen an Gelenken, an der Haut oder am Herzen. Nach dem ersten Infekt entwickelt sich das rheumatische Fieber selbstständig weiter. Von diesen Erkrankungen grenzt man Gelenksentzündungen durch Abnützungen ab. Beide Erkrankungen verlaufen schubweise, das heißt, Zeiten großer entzündlicher Aktivität und starker Beschwerden (Gelenksschmerzen) wechseln mit Phasen geringer Aktivität und größerer Beschwerdefreiheit ab.

Die Therapie kann zur Zeit nicht die unbekannte Ursache bekämpfen und diese Krankheiten zum Ausheilen bringen. Aufgrund des heute bekannten Wissens um den Ablauf der Krankheiten und um das Wesen ihrer Entzündungsreaktion kann aber in den Verlauf wirksam eingegriffen werden.

Durch die Behandlung mit Kortison wird die Entzündung bekämpft

Die Behandlung richtet sich immer nach den aktuellen Beschwerden. Man unterscheidet grob Basistherapeutika, das sind Mittel, die die Entzündungsreaktion nachhaltig bremsen, und Medikamente im akuten Schub. Kortisonpräparate wirken auch hier entzündungshemmend und werden aufgrund des oft jahrzehntelangen Leidens unter strenger Überwachung für lange Zeiträume eingesetzt.

Im akuten Schub wird hoch dosiert behandelt. Für die Dauerbehandlung muss die Balance zwischen ausreichender Wirkung und zu vermeidenden Nebenwirkungen gefunden werden

Als Dauertherapie bei rheumatoider Arthritis (chronischer Polyarthritis) sind neben anderen Medikamenten Dosen von unter 7,5 mg Prednisolon (oder die entsprechende Dosis eines Vergleichsmedikamentes, siehe Tabelle Seite 71) täglich anzustreben.

Liegt ein akuter Schub vor, so werden 40 – 80 mg Prednisolon nötig sein, die nach der Beherrschung der akuten Situation vorsichtig reduziert werden, um den körpereigenen Regelkreis nicht zu belasten. Ein verlängerter Schub benötigt zwischen 20 und 30 mg Prednisolon täglich.

Die Kunst liegt darin, das Nadelöhr zwischen gerade noch ausreichender Wirksamkeit und damit Wohlbefinden des Betroffenen und zu vermeidenden Nebenwirkungen zu finden. Jeder Patient ist ein Individuum und daher sind diese angeführten Zahlen nur grobe Richtbereiche.

Die Polymyalgia rheumatica ist eine entzündliche, recht häufige Erkrankung, die ältere Patienten betrifft und im Anschluss an grippale Infekte auftritt.

Rheuma in Schulter und Beckengegend wird häufig mit Verspannungen verwechselt

Die Betroffenen werden von plötzlich einsetzenden frühmorgendlichen Schmerzen der Schulter und oft der Beckengegend geplagt, die den Schlaf beenden. Ihre Bedeutung hat die Krankheit wegen der Tatsache, dass häufig an Muskelverspannungen gedacht wird und deswegen, weil kortisonfreie entzündungshemmende Schmerzmittel kaum wirken. Kortison führt aber zu einer schlagartig einsetzenden sofortigen Besserung und wird in Dosen von 40 - 80 mg Prednisolon täglich zu Beginn eingesetzt, um dann entsprechend der Besserung reduziert zu werden. Wieder besteht der Wirkungsmechanismus in einer ausgeprägten Entzündungshemmung.

Autoimmunerkrankungen

Das Immunsystem richtet sich gegen Teile des Körpers und ruft Entzündungen hervor

Unter Autoimmunerkrankungen versteht man eine große Gruppe von entzündlichen Erkrankungen, bei denen sich das körpereigene Immunsystem gegen Teile des eigenen Körpers richtet. Dies kann eine allgemeine, den ganzen Körper betreffende Reaktion sein oder sich nur gegen ein einziges bestimmtes Gewebe richten. Im ersten Fall entsteht ein vielgestaltiges Bild unterschiedlichster Beschwerden, im letzteren Fall ein isolierter Krankheitszustand an einem Organ. Gemeinsam ist beiden, dass die Ursachen unbekannt sind. Nach dem Auslöser setzt eine schädigende Entzündungsreaktion ein, die krank macht. Wegen der grundlegenden Bedeutung des direkt verantwortlichen Immunsystems wird seine Funktionsweise im Folgenden grob geschildert und Behandlungsstrategien werden erläutert.

Die Funktionsweise des Immunsystems

Die Zellbestandteile des Immunsystems zirkulieren im Blut und treten in Wechselbeziehungen mit den Zellen der Organe

Das Immunsystem ist ein Organ, dessen Zellbestandteile nicht ortsfest sind, sondern im Blut zirkulieren und als Wächter in die einzelnen Organe ein- und durch sie hindurchwandern. Dabei treten sie in enge Wechselbeziehungen untereinander und mit den Zellen der einzelnen Organe. Diese Wechselbeziehungen können in Kontakten von Zelle zu Zelle bestehen oder durch Botenstoffe vermittelt werden.

Das Immunsystem hat die Aufgabe, körperfremde Eindringlinge und körpereigene entartete Zellen zu vernichten

Im Gegensatz zu den Hormonen, die über die Blutbahn Wirkungen entfalten, die weit entfernt von ihrem Produktionsort sind, wirken diese Botenstoffe in unmittelbarer Umgebung der sie produzierenden Zellen, weshalb sie auch als Gewebshormone bezeichnet werden. Hier sind es sozusagen die Zellen, die weit wandern, und nicht die Botenstoffe. Da das Immunsystem die Aufgabe hat, körperfremde Eindringlinge wie Keime und körpereigene bösartig entartete Zellen zu vernichten, besteht es naturgemäß aus aggressiven Komponenten, die durch ein ausgeklügeltes Regelwerk in Schach gehalten werden. In seiner ganzen Komplexität ist dieses Wunderwerk noch nicht verstanden, aber man weiß zunehmend mehr Details, die bereits heute Therapieansätze möglich machen, die eleganter, wirkungsvoller und vor allem schonender für die Patienten sind. Doch davon später mehr.

Um eine Vorstellung von der Kompliziertheit des Immunsystems zu bekommen, vergleichen wir es einmal mit einem Fußballspiel. Zwei Mannschaften mit elf Spielern spielen unter Anleitung eines Schiedsrichters mit dem Ziel, dass die eine Mannschaft die andere schlägt. Trotz dieses einfachen Modells kann niemand mit Sicherheit das Ergebnis vorhersagen und ein Totozwölfer gilt zurecht als Glücksfall.

Im Spiel des Lebens spielen eine theoretisch unbegrenzte Zahl von Störenfrieden (die eine Mannschaft) gegen unser Immunsystem (die zweite Mannschaft), das wiederum aus wesentlich mehr als 11 Spielern (den Zellen) besteht. Das Mittel der Auseinandersetzung ist kein Ball, sondern eine Vielzahl von Botenstoffen. Auch herrscht hier nicht der Einfluss eines einfachen Schiedsrichtertrios, sondern alle Körperteile beeinflussen ihrerseits das Spiel. Gemeinsam ist bei dem Vergleich lediglich, dass es Sieger und Besiegte und Unentschieden gibt, wenn ein Erreger nicht vernichtet, aber doch in Schach gehalten werden kann.
Dass wir heute überhaupt eine Ahnung von diesem Spiel haben, ist eine gewaltige internationale Forschungsleistung, vor der man nur den Hut ziehen kann.

Wie ist nun das Immunsystem organisiert?

Verschiedene Zellen sind für die Arbeit des Immunsystems verantwortlich

Es herrscht Arbeitsteilung zwischen Zellen, deren Aufgabe es ist, überhaupt etwas Abnormes oder Fremdes zu erkennen – das sind die sogenannten Antigen präsentierenden Zellen –, zweitens den Zellen, die eine Immunantwort in Gang setzen, unterhalten und wieder beenden helfen – das sind die sogenannten T-Helfer- und T-Suppressor-Zellen – und drittens Zellen, die die Immunantwort ausführen, also die eigentliche Abwehrarbeit leisten.

Dazu gehören sogenannte zytotoxische T-Zellen zur Vernichtung von virusbefallenen Zellen, B-Zellen, die sich in Plasmazellen umwandeln und im Blut nachweisbare Antikörper gegen Keime bilden und verschiedene weitere Zellrassen und lösliche Stoffe.

Im Laufe der Evolution haben sich die Zellen des Immunsystems spezialisiert, um effektiver in der Abwehrleistung zu sein

Damit dieses Zusammenspiel klaglos funktioniert, werden Botenstoffe zwischen den Zellen ausgetauscht. Diese Zellen gehören zu den weißen Blutkörperchen, den Leukozyten, weshalb man die Botenstoffe Interleukine nennt. Es gibt eine Vielzahl davon mit genau definierten Eigenschaften. In den langen Zeiten der Evolution haben sich nun spezialisierte Dienste in diesem Immunsystem herausgebildet, um mit unterschiedlichen Erregern und Anforderungen besser fertig zu werden. So stellen sich heute die T-Helferzellen als zentrale Schaltstelle heraus. Man unterscheidet zwei Typen, die T-Helfer-1-Zellen und die T-Helfer-2-Zellen, die einen unterschiedlichen Gang der Immunantwort bestimmen. Die Tabelle fasst die zwei Hauptschenkel des Immunsystems zusammen.

Die Hauptschenkel des Immunsystems

Regulatorzellen:	T-Helfer 1	T-Helfer 2
Abwehr von:	Zellen: Keime, Krebszellen, virusinfizierte Zellen, intrauteriner Fruchttod, Abstoßung nach Transplantation	Parasiten: Würmer und andere Krankheitserreger
Abwehrstoffe (Antikörper):	im Blut (IgM, IgG)	an Schleimhäuten und Zelloberflächen (IgA, IgE)
Immunreaktion:	verzögerter Typ, zellvermittelt	Soforttyp, durch Antikörper vermittelt
Wichtige Interleukine:	Interleukin 2, Interferon γ	Interleukin 4 und 5
Krankheiten:	Autoimmunerkrankungen	Allergien

Das Immunsystem muss erstens einen Reiz erkennen und verarbeiten, zweitens verstehen und drittens mit der richtigen Abwehr darauf antworten

Das Immunsystem ist also in verschiedene Ebenen gegliedert, die aufeinander ein- und zurückwirken, und funktioniert genau in derselben Art wie die Regelkreise der Hormone, die wir anfangs kennengelernt haben. Ein Reiz, der auf das Immunsystem trifft, muss in der ersten Ebene erkannt und verarbeitet werden, dann kann in der zweiten Ebene der Regulatorzellen das umgebaute Signal verstanden werden und je nach Erfordernis die dritte Ebene zielgerichtete Abwehrmechanismen starten. Diese können zellulärer Natur sein, dann findet man bei einer mikroskopisch untersuchten Gewebsprobe ein typisches Entzündungsgewebe.

Die Abwehr kann auch durch Antikörper erfolgen, die im Blut nachweisbar sind und daher die Diagnose erleichtern

Die Abwehr kann auch über Antikörper erfolgen, das sind Eiweißstoffe, die auch Immunglobuline genannt werden und in Klassen eingeteilt werden, die mit Buchstaben bezeichnet sind und verschiedene, in Tabelle Seite 87 angeführte Aufgaben haben. Sie werden meist abgekürzt als IgM, IgG, IgA oder IgE, wobei Ig für Immunglobulin steht. Ihre weitere nützliche Eigenschaft besteht darin, dass ihr Nachweis im Blut sozusagen indirekt über die Abwehrleistung des Organismus die Diagnose einer Erkrankung erleichtert, da für jede Krankheit ganz bestimmte Immunglobuline gebildet werden.

Der Auslöser von Autoimmunerkrankungen ist noch unbekannt, daher wird nicht die Ursache, sondern die Auswirkung (= Entzündungsreaktion) behandelt

Bei Autoimmunerkrankungen ist dieses Zusammenspiel des Immunsystems gestört und es kommt zu Entzündungen im Körper, obwohl kein Krankheitserreger vorhanden ist. Der Auslöser für eine solche Fehlreaktion ist heute noch unbekannt, man versteht aber immerhin bereits so viel vom Krankheitsablauf, dass mit wirksamen Medikamenten die Entzündungsreaktion gebremst werden kann. Das bedeutet, dass wir heute noch am falschen Ende, also bei den Effekten angreifen. Eine Therapie, welche die Ursache angeht, muss am anderen Ende, zu Beginn der

Fehlreaktion greifen. Wir bewegen uns bereits langsam in diese Richtung, eine genauere Darstellung erfolgt am Ende des Buches.

Die wichtigsten den ganzen Körper betreffenden Autoimmunerkrankungen sind der Lupus erythematodes, die Sklerodermie, die Dermatomyositis und die Gruppe der Vaskulitiden.

Der Lupus erythematodes kann den ganzen Körper oder nur die Haut betreffen

Der Lupus erythematodes ist eine derart vielgestaltige Krankheit, dass hier nicht näher auf die Erscheinungsformen eingegangen werden kann. Es sei nur so viel gesagt, dass es bei dieser Erkrankung eine den ganzen Körper betreffende Art, den sogenannten systemischen Lupus erythematodes (SLE), und weit harmlosere, nur die Haut betreffende Unterformen gibt. Der Verlauf des SLE hängt wesentlich von einer allfälligen Mitbeteiligung der Nieren ab. Als Maß für den Erfolg einer Therapie kann der Prozentsatz der nach einer bestimmten Zeit noch lebenden Patienten herangezogen werden. Die Tabelle zeigt, wie dramatisch sich die Verbesserung der Überlebenszeit entwickelt hat. Zunächst wurde dies durch den Einsatz von Kortison, später durch immer ausgefeiltere Therapieschemata und technische Hilfen erreicht.

Überlebende Patienten mit Lupus erythematodes

Zeitspanne	Prozentsatz Überlebender 3 Jahre nach der Diagnose
1950 – 1956	16 %
1956 – 1962	40 %
1963 – 1973	95 %

Die bei der Behandlung benötigte Kortisondosis spiegelt die Vielgestaltigkeit der Krankheit wider.

Bei Befall lebenswichtiger Organe wird Kortison hoch dosiert eingesetzt, leichte Formen werden mit niedrigen Dosen behandelt

Zu Beginn setzt man bei nicht ausgeprägten Formen ohne Befall wichtiger Organe etwa 0,5 mg Prednisolon pro Kilogramm Körpergewicht ein, das sind bei einem 80 kg schweren Menschen folglich 40 mg. Sind lebenswichtige Organe wie Nieren, Lunge oder Gehirn betroffen, werden bis zu 2,0 mg pro kg Körpergewicht eingesetzt. Bei lebensbedrohenden Krankheitszuständen, wie etwa einem Nierenbefall, erfolgt die Gabe intravenös mit bis zu 1 g als Stoßtherapie, die alle paar Wochen wiederholt wird.

Die Dauer der Behandlung richtet sich nach dem Verlauf, kann aber bei vollständigem Rückgang der Beschwerden nach Monaten abgesetzt werden. Kortison bewirkt eine Hemmung dieser überschießenden krankmachenden Entzündungsreaktion und wird bei allen Autoimmunerkrankungen oft mit weiteren Medikamenten kombiniert, die ebenfalls das Immunsystem bremsen. Durch die Kombination kann die Kortisonmenge, die zum Erfolg führt, reduziert werden.

Das Bindegewebe vermehrt sich und erschwert die Durchblutung

Die Sklerodermie, zu deutsch »harte Haut« zeichnet sich durch eine Bindegewebsvermehrung aus, die die Funktion der Organe behindert. Das Atmen bei Lungenbeteiligung wird erschwert, die Haut wird steif und durch die verminderte Durchblutung werden die Finger und Zehen in der Kälte leicht blau. Auch hier gibt es eine harmlosere, nur auf die Haut beschränkte Variante. Die Erkrankung verläuft entweder langsam oder mit akut entzündlichen Schüben. Bei der letzten Form kann Kortison eingesetzt werden, es gibt hier aber keine allgemein gültigen Empfehlungen.

Hier liegt eine Entzündung von Haut und/oder Muskulatur vor

Die Dermatomyositis ist eine Entzündung von Haut und Muskulatur, manchmal auch der Muskulatur alleine. Die Patienten spüren Muskelschmerzen und eine zunehmende Schwäche, vor allem der rumpfnahen Muskulatur. Man beginnt meist mit Dosen von bis über 100 mg Prednisolon, um dann schrittweise entsprechend der Besserung der Symptome zu reduzieren. Auch hier erfolgt die Behandlung durch die entzündungshemmende Wirkung des Kortisons. Bei den letzten beiden genannten Erkrankungen gibt es teils sehr wirksame andere Behandlungen, auf die hier nicht weiter eingegangen werden kann.

Vaskulitis sind Entzündungen der Arterien, die eine verminderte Durchblutung des jeweiligen Organs verursachen

Als Vaskulitis bezeichnet man Entzündungen der Blutgefäße, vornehmlich der Arterien. Sie können im Rahmen anderer Erkrankungen, wie der rheumatoiden Arthritis oder dem Lupus erythematodes vorkommen oder als eigenständige Erkrankung. Je nach dem Sitz der Entzündung entsteht durch die Minderversorgung des jeweiligen Organs mit den nötigen Nährstoffen ein buntes Bild von Beschwerden. Auch hier richtet sich ähnlich wie beim SLE die benötigte Dosis nach der Schwere der Erkrankung. Im Allgemeinen werden jedoch keine Höchstdosen benötigt.

All diese Erkrankungen können auch Mischbilder mit Symptomen der einen und der anderen Erkrankung zeigen und auch ineinander übergehen. Dies macht eine wiederholte Diagnostik und gegebenenfalls auch eine Therapieänderung nötig.

Lungenerkrankungen

Die Lunge kann auch allergisch auf verschiedene Staubarten reagieren

Das Asthma bronchiale wurde bereits bei den akuten Zuständen beschrieben. Die Lunge kann auch Sitz der erwähnten Autoimmunerkrankungen sein. Weiters spielen sich neben Asthma auch andere allergische

Erkrankungen in der Lunge ab. Sie werden durch Staub ausgelöst und gehören oft zu den Berufserkrankungen. Hierbei überwiegt der in Tabelle auf Seite 87 rechts dargestellte Teil des Immunsystems. Ein an sich harmloser Stoff der unbelebten Umwelt wird plötzlich als Bedrohung angesehen und eine Entzündungsreaktion begonnen, die die Lungenbläschen, die Alveolen, schädigt. Dies nennt man Alveolitis. Je nach Beruf spricht man von Bäckerlunge, Farmerlunge, Vogelzüchterlunge und anderen Erkrankungen.

Behandelt wird mit Kortison und Allergenvermeidung

Als Behandlungsversuch kann die auslösende Ursache, die in einem Allergietest gesucht werden kann, vermieden werden. Daneben werden auch Kortikoide in mittlerer Dosierung eingesetzt. Nicht nur die Lungenoberfläche kann erkranken, sondern auch das stützende Bindegewebe, wie etwa bei der Sklerodermie.

Lymphknoten der Lunge, Fieber, Gelenksentzündungen und Hautknoten prägen das Erscheinungsbild der Boeck'schen Erkrankung

Die Sarkoidose, auch Boeck'sche Erkrankung genannt, ist eine entzündliche Erkrankung unbekannter Ursache, bei der es zu Knotenbildungen der Lymphknoten der Lunge, Fieber, Gelenksentzündungen und Hautknoten kommen kann. Hier beginnt man mit 40 mg Prednisolon.

Darmerkrankungen

Im Dünn- bzw. Dickdarm gibt es entzündliche Stellen, die krampfartige Schmerzen, chronischen Durchfall und Fieber verursachen

Morbus Crohn und Colitis ulcerosa sind entzündliche Darmerkrankungen unbekannter Ursache, denen ein schubweiser Verlauf gemeinsam ist und die auch außerhalb des Darmes (vor allem an der Haut) auftreten können. Es liegen in Dünndarm (Morbus Crohn)

und Dickdarm (Colitis ulcerosa) Zonen entzündlicher Veränderungen, die von normalen Darmabschnitten unterbrochen sind und zu krampfartigen Schmerzen und chronischem Durchfall mit Leistungsschwäche und sogar Fieber führen. Auch hier haben in schwereren Fällen Kortikoide als Entzündungshemmer ihren Platz. In entzündlichen Schüben beginnt man mit 40 – 60 mg Prednisolon, das dann langsam je nach Beschwerden reduziert werden kann. Bei diesen Erkrankungen nimmt Kortison nur einen kleineren Teil der Behandlungsmöglichkeiten ein.

Nierenerkrankungen

Der Filterapparat der Nieren wird durch verschiedene Erkrankungen, von denen sie mitbetroffen sind, undicht; Kortison dichtet den Filter ab

Für die Niere gilt Ähnliches wie für die Lunge. Auch sie ist oft im Rahmen von Systemerkrankungen wie Lupus erythematodes mitbetroffen und erfordert aufgrund der lebenswichtigen Funktion eine entschlossene hoch dosierte Therapie, wie sie vorhin bei SLE angeführt ist.

Es kommt dabei meist zu einer Entzündung des Filterapparats der Niere. Dieser ist knäuelförmig und wird daher lateinisch Glomerulus genannt. Die Entzündung dieses Apparats wird Glomerulonephritis genannt.
Bei vielen Erkrankungen wie Diabetes, Vergiftungen, Infektionskrankheiten und anderen mehr wird dieser Filterapparat undicht und dem Körper gehen somit wichtige Eiweißstoffe verloren. Diesen Zustand bezeichnet man als nephrotisches Syndrom. Hier bewirken Kortikoide eine Abdichtung des Filters und werden in mittlerer Dosis gegeben.

Blutkrankheiten

Die roten Blutkörperchen versorgen die Organe mit Sauerstoff, die weißen sind für die Immunabwehr verantwortlich und die Blutplättchen sind an der Blutgerinnung beteiligt

Das Blut besteht aus in einer Trägerlösung, genannt Plasma, gelösten Bestandteilen und Zellen. Diese Zellen gehören entweder zu den roten Blutkörperchen, zu den weißen Blutkörperchen oder zu den Blutplättchen. Die Aufgabe des roten Teils ist die Versorgung der Organe mit Sauerstoff, die weißen Zellen sind die Zellen des Immunsystems und die Blutplättchen haben ihre Aufgabe in der Abdichtung der Blutgefäße nach Verletzungen und sind bei der Blutgerinnung mitbeteiligt. Alle drei Rassen haben darüber hinaus weitere ganz spezielle Eigenschaften und Aufgaben.

Sind diese Zellen von Fehlreaktionen des Immunsystems betroffen, kommt es zu Blutarmut und Leistungsabfall, zu fehlender Immunabwehr und ohne Verletzung auftretenden Blutungen

Diese Zellen können ihrerseits Ziel einer fehlgerichteten Reaktion des Immunsystems sein und zerstört werden. Eine dadurch bedingte Verminderung der roten Blutkörperchen heißt Immunhämolytische Anämie und führt zu einer Blutarmut (= Anämie) durch Auflösung der roten Blutkörperchen (= Hämolyse) mit Leistungsabfall. Eine Zerstörung der körnchenförmig färbbaren weißen Blutkörperchen (Granulozyten) nennt man Agranulozytose. Die Folge ist eine geschwächte bis fehlende Abwehr bakterieller Infektionen mit eitrigen Entzündungen vor allem im Mundbereich. Die Zerstörung der Blutplättchen (Thrombozyten) bringt das Gleichgewicht zwischen dünnflüssigem und gerinnendem Blut durcheinander. Die Folge sind spontan ohne Verletzung auftretende kleine Blutungen, die an der Haut hauptsächlich an den Unterschenkeln sichtbar sind. Das Krankheitsbild wird als Thrombozytopenische Purpura bezeichnet. Sind alle drei Zellarten betroffen, so spricht man von Panmyelopathien. Diese Reaktion des Immunsystems wird meist durch Infekte oder Medikamente gestartet.

Kortison verringert die Blutungsneigung und kurbelt die Produktion neuer Blutzellen an

Die Wirkung von Kortison auf die Blutzellen besteht in der Verringerung der Blutungsneigung und dem Ankurbeln der Produktion neuer Blutzellen im Knochenmark. Dosen von anfangs 1 – 2 mg Prednisolon pro Kilogramm Körpergewicht werden hier eingesetzt.

Leukämie ist das bösartige Wachstum der weißen Blutkörperchen

Blutzellen können sich aber so wie jede andere Zelle auch ungebremst vermehren und damit zu verschiedenen Krebsarten führen. Als akute Leukämie bezeichnet man das bösartige Wachstum von weißen Blutkörperchen. Die Patienten sind infolge der Abwehrschwäche anfällig für Infekte. Weiters kommt es zur Verdrängung der Blutplättchen und daraus resultierenden spontan auftretenden Blutungen sowie zur Schwäche durch Blutarmut infolge verminderter Bildung roter Blutkörperchen. Man unterscheidet das Wachstum von Zellen der körnig gefärbten Zellreihe (myeloblastische Leukämie) von der Entartung der Untergruppe der Lymphozyten (lymphoblastische Leukämie).

Kortison wird zusammen mit anderen Wachstumshemmern eingesetzt, die Nebenwirkungen sind heute wesentlich geringer als früher

Kortison hemmt hierbei die für den Zellaufbau nötige Erbsubstanz und bremst somit die bösartigen Zellen. Kortikoide werden nicht allein, sondern in fixen Schemata zusammen mit anderen Hemmstoffen des Zellwachstums gegeben (Chemotherapie). Die in früheren Zeiten so gefürchteten Nebenwirkungen derartiger Therapien sind heute wesentlich geringer ausgeprägt durch moderne Zusatzmedikamente gegen Erbrechen und Übelkeit.

Wieder ein historischer Vergleich: Betrug die mittlere Überlebenszeit bei Leukämien insgesamt nach Diagnosestellung 1947 durchschnittlich 2,4 Monate, 1954 15 Monate und 1965 4 bis 5 Jahre, so gelangen die ersten Heilungen 1972 bei etwa 2 % der Erkrankten. Heute werden die Patienten in speziellen

Zentren mit einem umfassenden Schutz gegen Infektionen behandelt, die die Hauptgefahr darstellen. Durch Zerstörung des erkrankten Knochenmarks, durch immer raffiniertere Therapieschemata und Transplantation eines gesunden Knochenmarks eines Spenders sind die Aussichten heute weiter verbessert. Der Sänger José Carreras ist ein Beispiel für heute Mögliches.

Bösartige Lymphome nehmen ihren Ausgang in den Lymphdrüsen und verursachen Fieber, Schweißausbrüche und Mattigkeit

Die bösartigen Lymphome werden in zwei Gruppen unterteilt. Zum einen ist das die Lymphogranulomatose (Morbus Hodgkin), zum anderen die sogenannten Non-Hodgkin-Lymphome.

Beiden ist gemeinsam, dass sie von entarteten Zellen des Abwehrsystems ausgehen und ihren Beginn in den Lymphdrüsen, seltener auch in Organen nehmen. Die Patienten leiden an Schwellungen der Lymphdrüsen, Fieberschüben, Schweißausbrüchen und Mattigkeit. Wie bei Blutkrebs werden auch hier die Kortikoide in fixen Kombinationen mit anderen Hemmern des ungebremsten Zellwachstums eingesetzt. Diese Therapien werden in Form von Zyklen, die einige Tage dauern und alle paar Wochen wiederholt werden, gegeben.

Beim Plasmozytom werden Antikörper ungehemmt produziert und führen durch Ablagerungen zu Knochenschmerzen und Schwäche

Die sogenannte Plasmazelle ist diejenige Zelle des Immunsystems, die aus der Umwandlung von Lymphozyten entsteht und deren Aufgabe es ist, die im Blut nachweisbaren Antikörper zu produzieren. Kommt es zu einer bösartigen Entartung, so werden diese Antikörper oder Teile davon ungehemmt produziert und führen infolge von Ablagerungen zu Knochenschmerzen und Schwäche.
Die Erkrankung heißt Plasmozytom oder nach den übermäßig produzierten Immunglobulinen maligne Gammopathie. Auch hier gilt für die Therapie das gleiche Prinzip.

Tumortherapie

Ziele der Behandlung mit Kortison sind die Tumorbekämpfung, die Besserung der Lebensqualität der Betroffenen und Hemmung der Gewebsschwellung bei Metastasen im Gehirn

Kortisonpräparate werden in der Tumortherapie für drei Ziele eingesetzt. Das erste Ziel ist die Behandlung des Tumors selbst, meist in Kombination mit anderen Chemotherapeutika. Das zweite Ziel ist die Besserung der Lebensqualität der Betroffenen. Kortikoide haben in pharmakologischen Dosen eine appetitsteigernde und anregende Wirkung, was zu einem besseren subjektiven Empfinden führt. Der dritte Ansatzpunkt liegt bei fortgeschrittenen Krebsleiden mit Tochtergeschwülsten (Metastasen) im Gehirn vor.

Diese Metastasen führen zu einer Drucksteigerung im Gehirn, genannt Hirnödem, die zu einer Lähmung des Atemzentrums führen kann. Kortikoide senken durch Hemmung der Gewebsschwellung den Druck. Weiters wirken sie Brechreiz und Schmerzen entgegen.

Es werden laufend neue Therapiekonzepte getestet, die auch die natürlichen Kräfte des Körpers unterstützen

Da bei diesen Erkrankungen das Wohlbefinden besonders wichtig ist, werden laufend neue Therapiekombinationen auf ihre Wirkung überprüft. So gibt es klinische Studien und auch bereits Therapiekonzepte für bestimmte Erkrankungen, die die Unterstützung der natürlichen Kräfte des Körpers zum Ziel haben, wie zum Beispiel Mistelpräparate oder andere komplementärmedizinische Behandlungen. Das Wissen darüber ist ständig im Fluss, so dass an dieser Stelle nichts Endgültiges darüber ausgesagt werden kann.

Neurologische Erkrankungen

Bei Multipler Sklerose wird die Nervenhülle zerstört, es kommt zu Lähmungen, Sehstörungen und Empfindungsausfällen

Die Multiple Sklerose führt über einen Entzündungsmechanismus zur Zerstörung der Nervenhülle. Diese Hüllen sind für die Funktion notwendig, ähnlich wie die isolierende Kunststoffhülle um Stromdrähte. Es kommt daher zu Sehstörungen, Lähmungen und Ausfällen der Empfindungen. Wahrscheinlich liegt ebenfalls eine Autoimmunerkrankung vor, wobei das Immunsystem sich gegen Eiweißstoffe in der Hülle richtet. Im akuten Schub wird eine Kortisonstoßtherapie mit bis zu 1 g täglich für wenige Tage mit anschließendem Ausschleichen neben anderen Mitteln eingesetzt.

Bei Myasthenia gravis ist die Übertragung des Botenstoffes vom Nerv zum Muskel gestört, die Folge ist eine rasche Ermüdung

Auch die Myasthenia gravis ist eine immunologisch bedingte Erkrankung. Normalerweise wird eine Muskelbewegung durch den Botenstoff Azetylcholin, der vom Nerv an den Muskel abgegeben wird, eingeleitet. Dieser Botenstoff wird von einem speziellen Rezeptor, dem Azetylcholinrezeptor, im Muskel aufgenommen. Bei der Myasthenia gravis wird nun dieser Rezeptor durch im Blut zirkulierende Antikörper blockiert und zerstört. Die Folge ist eine rasche Ermüdbarkeit bei Bewegungen, die besonders bei Belastung in Erscheinung tritt.

Auch hier hat neben anderen chirurgischen und internistischen Verfahren Kortison seinen Platz. Es werden zu Beginn bis 2 mg pro Kilogramm Körpergewicht Prednisolon eingesetzt, um dann langsam reduziert zu werden.

Liegt bei der Myasthenia gravis die Entzündung in der muskulären Hälfte der Nerven-Muskel-Verbindung, so gibt es eine Erkrankung, bei der der Sitz der Entzündungsreaktion in der nervlichen Hälfte dieser

Das Lambert-Eatin-Syndrom ist eine Entzündung der nervlichen Hälfte der Nerven-Muskel-Verbindung

Verbindung sitzt, das sogenannte Lambert-Eaton-Syndrom. Die Auswirkungen auf die Betroffenen sind der Myasthenia gravis ähnlich. Von Bedeutung ist, dass diese Erkrankung gehäuft in Zusammenhang mit verschiedenen Krebsarten, vor allem mit Lungenkrebs auftritt. Auch hier kommen Kortikoide in gleicher Weise wie bei der Myasthenia gravis zur Anwendung.

Die Wirkung von Kortison bei Schwellungszuständen des Gehirns, den sogenannten Hirnödemen verschiedenster Ursache wurde bereits im Kapitel Tumortherapie besprochen.

Hautkrankheiten

Die Haut ist etwas Besonderes, da sie wie auch die Atemwege mit örtlich (lokal) wirksamen Kortisonpräparaten behandelt werden kann und weil auch sie direkt verschiedensten Schädigungen ausgesetzt ist.

Die Haut kann auf verschiedene Medikamente allergisch mit einem Ausschlag reagieren

Manche Medikamente, es sind dies vor allem Antibiotika sowie fiebersenkende und schmerzstillende Präparate, werden gelegentlich von Patienten nicht vertragen und führen zu einem Ausschlag, der manchmal blasig ist und mit Fieber einhergehen kann. Diese allergischen Unverträglichkeitsreaktionen können mit mittleren Kortisondosen von anfangs um 50 mg Prednisolon behandelt werden, in leichten Fällen reicht auch ein verdünntes Präparat äußerlich gegeben aus.

Die Behandlung erfolgt neben äußerlichen und innerlichen Kortisongaben auch mit Antihistaminika

Da der Ausschlag meist auf einer vermehrten Durchlässigkeit der Blutgefäße beruht, die durch die gesteigerte Freisetzung von Histamin verursacht wird, helfen hier auch Medikamente, die diese Freisetzung bremsen, die sogenannten Antihistaminika. Wohlgemerkt, diese Arznei-Exantheme, wie diese Ausschläge bezeichnet werden, treten unvorhersehbar auf und sind im Vergleich zur häufigen Anwendung dieser Medikamente selten. Dies ist auch der Grund, weshalb nach sorgfältiger Abwägung von Nutzen für die Allgemeinheit gegenüber dem Risiko für den Einzelnen diese Medikamente nach wie vor zugelassen sind.

Die Nesselsucht wird durch vermehrte Freisetzung von Histamin verursacht und kann akut – z. B. durch Insektenstich – oder chronisch – Ursache unbekannt – verlaufen

Eine vermehrte Freisetzung von Histamin liegt auch der Nesselsucht oder Urtikaria zugrunde. Sie kann im Rahmen eines schwerwiegenden akuten Geschehens auftreten, wie zum Beispiel als allergische Reaktion nach Bienen- oder Wespenstichen. Dies wurde bereits im Kapitel über akute Zustände abgehandelt. Auch streuende Infekte wie chronisch beherdete Zähne oder innere Krankheiten können so eine Nesselsucht über lange Zeit, allerdings mit wesentlich geringerem Ausprägungsgrad, auslösen.

Bei einer chronischen Urtikaria findet man allerdings selten die Ursache. Die Behandlung stützt sich vor allem auf Antihistaminika, Kortikoide können äußerlich unterstützend eingesetzt werden. Die Wirkung von Kortison besteht hier in einer Abdichtung der Blutgefäße und einer Hemmung der den Juckreiz erzeugenden Substanzen.

Bei Pemphigus lockern Entzündungen an der Verbindungszone von der Ober- und Unterhaut die Haftung

Auch die Haut kann so wie jedes Organ Opfer eine Autoimmunerkrankung werden. So lockern Entzündungen an der Verbindungszone zwischen Oberhaut und Unterhaut die Haftung der Haut und Entzündungen der Verbindungstellen zwischen den Hautzellen die Verbindung der Haut mit sich selbst. Die Folge sind Blasen, die sich unbehandelt über große Flächen ausbreiten können. Eine dieser Erkrankungen ist seit dem Altertum bekannt und heißt Pemphigus.

Wie sah diese Erkrankung vor Einführung der Kortikoide aus?

Vor Einführung der Kortisonbehandlung verlief der Pemphigus fast immer tödlich

Lesen wir dazu das Lehrbuch der Haut- und Geschlechtskrankheiten von Walther Schönfeld aus dem Jahre 1942: »Im Krankheitsbeginn machen die Ausbrüche wenig Beschwerden, bis auf ›offene‹ Stellen geplatzter Blasen, diese schmerzen und bedecken sich erst allmählich wieder mit neuer Epidermis (= Haut). Später epidermisiert (= heilt) der Blasengrund nicht mehr, Störungen des Allgemeinbefindens, wie Fieber, Abmagerung, Appetitlosigkeit, Durchfälle herrschen vor und schwächen den Körper; Erkrankungen der Lunge, der Nieren, Sepsis (= Blutvergiftung) kommen hinzu und das Ende ist nach verschieden langem Verlauf (1/2 – 10 Jahre) der Tod, bis auf seltene Ausnahmen. Der Kranke stirbt nie unmittelbar an den Hauterscheinungen seines Pemphigus.«

Heute wird durch moderne Untersuchungstechniken die Erkrankung bereits im Frühstadium erkannt und erfolgreich behandelt

Die Bedauernswerten mussten praktisch das ganze Jahr stationär an den Hautkliniken bis zu ihrem Tod gepflegt werden. Heute existiert diese Erkrankung in ihrer vollen Ausprägung nicht mehr, da moderne Untersuchungstechniken bereits das Frühstadium diagnostizieren, was zu einer raschen Therapie und damit zu Einsparungen an Medikamenten führt. Kortison wird anfangs in Dosen bis zu 100 mg Prednisolon gegeben und dann reduziert. Heute existieren auch andere Behandlungsmöglichkeiten. Andere, eng verwandte blasenbildende Erkrankungen der Haut sprechen schon auf geringere Dosen an. Diese vor der Kortisonära schauerliche Erkrankung ist ein klassisches Beispiel für den Nutzen von Kortison mit überlegtem Einsatz. Das Zitat aus dem alten Lehrbuch führt deutlich vor Augen, welche Folgen eine unkritische Ablehnung dieser Therapie nach sich zieht.

Bei Reizung der Haut durch häufiges Waschen kann ein Ekzem entstehen

Wird die Haut unspezifisch gereizt, so etwa durch berufsbedingtes häufiges Waschen, so verliert sie mit der Zeit ihren schützenden Feuchtigkeits- und Fettfilm und kann den alltäglichen Belastungen nicht mehr standhalten. Über einen chronischen Reizzustand kommt es zur Entzündung, dem Ekzem. Hier wirkt Kortison lokal als Salbe oder Creme angewandt entzündungshemmend und juckreizstillend, kann aber nie die Ursache beseitigen.

Ohne Abklärung der Ursache und ohne richtige Diagnose ist die richtige Behandlung von Ekzemen nicht möglich

Fehlt aber die fachgerechte Abklärung, kommt das Leiden natürlich wieder und die Behandlung erhält einen schlechten Ruf. Da Ekzeme vielgestaltig sind und auch andere Erkrankungen, wie etwa Pilzerkrankungen sehr ähnlich aussehen können, ist die richtige Diagnose wichtig. Eine Pilzerkrankung etwa kann durch Kortison nicht behandelt werden, es kommt lediglich zu einer vorübergehenden Abblassung der entzündlichen Rötung, die aber therapeutisch wertlos ist.

Die häufigste Ursache eines Ekzems ist eine Kontaktallergie

Eine wichtige Ursache unter verschiedenen Auslösern von Ekzemen ist eine ganz bestimmte allergische Reaktion. Hierbei wird ein Stoff, mit dem die Haut in direkten Kontakt kommt, plötzlich als bedrohlich angesehen und das Immunsystem reagiert mit einer Entzündung, die bei neuerlichem Kontakt mit allerkleinsten Mengen dieser Substanz wieder aufflammt. Dies wird als Kontaktallergie bezeichnet. Man kann mit einem Allergietest diese Substanz suchen und dann den Kontakt damit gezielt vermeiden. Eine akute Reaktion kann kurzfristig mit äußerlichen Kortisonpräparaten unterdrückt werden. Eine steigende Anzahl von Berufskranheiten wie das Friseurekzem bedeutet enorme volkswirtschaftliche Kosten, da die Betroffenen oftmals gezwungen sind, ihren angestammten Beruf aufzugeben, und umgeschult werden müssen.

Psoriasis ist eine nicht ansteckende entzündliche Hautreaktion

Die Psoriasis oder Schuppenflechte ist eine entzündliche Hautkrankheit unbekannter Ursache, die in vielen schwach bis stark ausgeprägten Formen auftreten kann. Der deutsche Name stammt aus alter Zeit, sie ist keine ansteckende Krankheit und hat nichts mit einer Flechte zu tun.

Es kommt dabei zu einem beschleunigten Umsatz der Haut von unten her, was zu einem unregelmäßigen Aufbau mit sichtbaren schuppenden Herden führt. Sie ist häufig und betrifft in Europa etwa 1 – 2 % der Bevölkerung. Zum Vergleich: An Zuckerkrankheit (Diabetes mellitus) leiden ungefähr 3 % der Bevölkerung.

Kortison wird heute nur noch bei ausgeprägten Formen eingesetzt

Es gibt heute eine Vielzahl von Behandlungen, so dass Kortison als äußere Behandlung nur mehr eingeschränkt bei speziellen Situationen verwendet wird. Auch die innerliche Gabe ist nur bei ganz ausgeprägten Formen sinnvoll und muss sehr langsam wieder reduziert werden, da ein frühes Absetzen zu einem oft noch verstärkten Wiederaufflammen der Krankheit führt. Die Wirkung von Kortison beruht auch hier darauf, dass die Psoriasis eine entzündliche Erkrankung mit starker Beteiligung des Immunsystems ist.

Äußerlich angewandte Kortisonpräparate wirken nur an der Haut und werden vom Körper nicht aufgenommen. Nur Kleinkinder mit lang dauernder Therapie müssen besonders überwacht werden

Eine Vielzahl weiterer Hautkrankheiten kann mit Kortikoiden behandelt werden. Für die Haut gilt ähnlich wie für die Lunge, dass äußerlich auf die Haut aufgebrachte Kortisonpräparate auch nur an der Haut wirken und nicht in den Körper aufgenommen werden. Nur bei Kleinkindern kann die großflächige und lang dauernde Anwendung zur Aufnahme in den Körper führen. Daher sind bei diesen kleinen Patienten besondere Anwendungsregeln gültig. Die Haut ist aber auch Schauplatz einer Nebenwirkung, der sogenannten Kortisonhaut. Es kostet den Hautarzt viele Wochen bis Monate wiederholter Kontrollen und

Therapieanpassungen, einen Kortisonschaden der Haut nach zu langer Anwendung äußerlicher kortisonhältiger Mittel wieder in den Griff zu bekommen. Es gibt auch Hautkrankheiten wie Akne, die auf Kortison schlechter werden.
Salben und Cremes sind genauso Medikamente wie Tabletten und Spritzen und darum rezeptpflichtig und nicht zum Ausprobieren.
Die Haut sollte daher kein Experimentierfeld für die gut wirksame Salbe der Nachbarn sein!

Hals-Nasen-Ohren-Krankheiten

Heuschnupfen wird durch Blütenpollen ausgelöst, die vom Immunsystem als bedrohlich angesehen werden

Jedem bekannt ist der Heuschnupfen als lästige Entzündung der Nase. Er wird als allergische Rhinopathie bezeichnet. Hier gilt Ähnliches wie für das Asthma bronchiale, der Heuschnupfen ist sozusagen die Erkrankung im ersten Stock, das Asthma die Erkrankung im Parterre. Ein Heuschnupfen ist ernst zu nehmen, da bei fehlender Behandlung die Erkrankung weiterschreitet und sich ein Asthma entwickeln kann, das oft nicht mehr so gut behandelbar ist. Der Heuschnupfen ist eine überschießende Entzündungsreaktion des Immunsystems, wobei diese Reaktion durch mikroskopisch kleine Blütenpollen ausgelöst wird, die fälschlicherweise vom Immunsystem als bedrohlich angesehen werden.

Die Basisbehandlung erfolgt durch Hyposensibilisierung über drei Jahre

Die moderne Basisbehandlung besteht in der therapeutischen Impfung, auch Hyposensibilisierung oder spezifische Immuntherapie (SIT) genannt. Dabei wird dem Immunsystem beigebracht, statt krankmachender IgE-Antikörper schützende IgG-Antikörper zu produzieren. Dieses Verfahren dauert drei Jahre. Daher ist zusätzlich eine Akuttherapie nötig. Sie geschieht wiederum vorzugsweise mit Antihistaminika in Sprayform, es können aber auch nicht vom Körper aufnehmbare Kortisonsprays in besonderen Situationen angewandt werden.

Schwellungen der Kehlkopfschleimhaut und Verengungen des Kehlkopfes können durch Verletzungen oder allergische Reaktionen entstehen und sind lebensbedrohend

Ein weiterer Einsatzbereich in diesem Teil der Heilkunde besteht bei Schwellungen der Kehlkopfschleimhaut, der akuten Kehlkopfverengung oder Larynxödem.

Solche Schwellungen können durch Verletzungen oder allergische Reaktionen und weitere Ursachen auftreten und den Eingang der Luftröhre einengen, so dass die Atmung behindert bis unmöglich wird. Kortison wirkt hier schleimhautabschwellend und lebensrettend, sodass es in solchen Situationen in hohen Dosen gegeben wird.

Augenerkrankungen

Eine Hornhautentzündung muss genau diagnostiziert werden, da bei manchen Erkrankungen Kortison kontraindiziert ist

Auch in der Augenheilkunde stehen örtlich wirksame Kortikoide zur Verfügung. Das Auge kann bei verschiedenen inneren Erkrankungen mitbetroffen sein, es gibt aber natürlich auch nur auf das Auge beschränkte Erkrankungen. Die Hornhaut ist der vorderste durchsichtige Teil des Auges. Eine Hornhautentzündung oder Keratitis kann verschiedene Ursachen haben.

Neben der ursächlichen Therapie kann in bestimmten Fällen Kortison eingesetzt werden, da es die entzündlich erweiterten Blutgefäße verengt und abdichtend wirkt, was zu einem Rückgang dieser entzündlichen Schwellung führt. Da Kortison aber bei bestimmten Formen die Heilung beeinträchtigt, ist eine genaue Diagnose und Therapieüberwachung die Voraussetzung für sicheres Handeln.

Auch die Regenbogenhaut kann von einer Entzündung betroffen sein

Die Farbe des Auges wird durch die Regenbogenhaut oder Iris bestimmt. Diese Schicht des Auges setzt sich nach hinten fort und wird Uvea genannt. Eine Entzündung heißt demnach Uveitis. Eine Entzündung des vorderen Abschnittes ist einer äußerlichen Behandlung zugänglich, der hintere Abschnitt wird mit Injektionen behandelt.

Kinderkrankheiten

Auch Kinder haben diejenigen Erkrankungen, die bereits für die Erwachsenen aufgezählt wurden.

In der Kinderbehandlung muss man in Bezug auf Kortison spezielle Gegebenheiten berücksichtigen

Das Besondere in der Kinderheilkunde ist jedoch, dass die Patienten nicht einfach kleiner sind, sondern spezielle Gegebenheiten aufweisen. So bildet sich etwa der typische Tag-Nacht-Rhythmus der Kortisonproduktion erst im Laufe der Zeit aus. Aufgrund des raschen Wachstums muss die Dosierung laufend exakt angepasst werden. Die Nebenwirkungen entsprechen denen von Erwachsenen. Zusätzlich wirkt Kortison aber auch wachstumshemmend, was sich besonders bei einer Langzeittherapie auswirkt.

Eine Besonderheit stellt die Schwangerschaft mit drohender vorzeitiger Geburt dar. Hier bewirkt Kortison eine rasche Reifung der Lunge, so dass das Frühgeborene besser auf die Atmung vorbereitet ist.

Zukünftige Strategien und Ausblick

Kortison bremst das Immunsystem und dichtet die Gefäße ab. Damit setzen wir noch immer am Ende des krankmachenden Prozesses an. Aufgrund des ständig wachsenden Wissens sind aber viele Krankheiten bis an den Anfang erforscht und somit kann eine oft nebenwirkungsärmere Therapie bei der Ursache ansetzen.

Die unvollständige Aufzählung der mit Kortison behandelbaren Krankheiten hat gezeigt, dass sich immer wieder das gleiche Schema in Variationen wiederholt. Kortison wirkt als »Bremse« des Immunsystems und dichtet Gefäße ab. Beide Wirkungen werden daher nutzbringend bei Erkrankungen eingesetzt, deren Wesen durch diese beiden Gegebenheiten charakterisiert wird. Wie bereits erwähnt, setzen wir damit immer am Ende des krankmachenden Prozesses an. Das können wir sehr potent und damit hilfreich. Viele der tödlichen Krankheiten haben so ihren Schrecken verloren.

In den gut 50 Jahren seit den ersten Anwendungen ist aber unser Wissen um das Immunsystem so enorm angestiegen, dass wir an der Schwelle einer neuen Zeit stehen. Viele Krankheiten sind in ihrem Entstehungsmechanismus bis an den Anfang verfolgt.

Dies ist die Voraussetzung für gezieltere Therapien, die nicht einfach »mit dem Hammer« alles niederschlagen, sondern mit naturnahen Mitteln regulierend in das Geschehen eingreifen. Als erstes ist damit die Aussicht auf nebenwirkungsärmere Therapien gegeben, zum zweiten kommt man damit einer Therapie der Ursachen nahe. Wenn wir uns nun nochmals die Organisation des Immunsystems in verschiedenen Ebenen vergegenwärtigen, so ergeben sich die in der Tabelle auf Seite 108 dargestellten Möglichkeiten.

Derzeitige und künftige Therapien bei Erkrankungen des Immunsystems

Ebene	**Zielpunkte der Therapie**	**Eingesetzte Mittel**
Regulatorzellen	Helfer-1- und Helfer-2-Zellen	Kortison, Cyclosporin A, Gammaglobuline
Helfer-1-Zellen	Helfer-1- und Helfer-2-Zellen	Anti-Helfer 1 AK, Anti-IL2/IFN α => gegen Helfer-1-Zellen gerichtet; IL4 und IL5 => stärkt Helfer-2-Zellen
Helfer-2-Zellen	Helfer-1- und Helfer-2-Zellen	Anti-Helfer 2 AK, Anti-IL4/IL5, löslicher IL4-Rezeptor => gegen Helfer-2-Zellen gerichtet; Interferon α und IL2 => stärkt Helfer-1-Zellen
Ursächlicher Auslöser	Antigen präsentierende Zellen	Impfstoffe bestehend aus Teilen der Verursacher (SIT)

Diese verwirrende Vielfalt an Abkürzungen gehen wir nun Schritt für Schritt durch und werden sehen, dass dabei ein ganz harmonisches Konzept zugrunde liegt.

Von Kortison handelt dieses Buch, es ist sozusagen eine »Alles oder Nichts«-Immunbremse, ebenso wie andere Medikamente wie etwa Cyclosporin A, das in der Transplantationsmedizin weithin eingesetzt wird.

Gammaglobuline sind natürlich vorkommende im Blut lösliche Antikörper, die, wenn sie in hohen Dosen gegeben werden, auf das Immunsystem zurückwirken

Man ist bereits in der Lage, Antikörper herzustellen, die nur eine bestimmte Funktion des Immunsystems blockieren und alle andere Bereiche unangetastet lassen

und dadurch bremsend wirken. Alle drei Mittel werden heute angewandt, Kortison ist das billigste davon.

Wir haben gesehen, dass Helfer-1- und Helfer-2-Zellen im Gleichgewicht stehen. Ein Überwiegen von Helfer-1-Zellen findet man bei Autoimmunerkrankungen. Diese Zellrasse kann durch Abwehrstoffe, wie sie gegen natürliche Feinde gebildet werden, blockiert werden. Durch moderne Technologien kann man heute sogenannte monoklonale Antikörper herstellen (Anti-Helfer 1 AK). Monoklonal bedeutet, dass sie nur gegen ein bestimmtes Molekül gerichtet sind und sich nicht mit anderen Zellen oder Eiweißstoffen verbinden. Dadurch wird nur eine bestimmte Funktion blockiert, alle anderen wichtigen Bereiche des Immunsystems bleiben unangetastet. Genau das ist der große Vorteil gegenüber breit wirksamen Substanzen wie eben Kortison.

Durch die gezielte Wirkung entstehen auch schwächere und weniger Nebenwirkungen

Aufgrund der ganz gezielten Wirkung erwartet man sich auch weniger und schwächere Nebenwirkungen. Diese Therapien sind noch nicht ganz ausgereift, aber teilweise schon in klinischer Prüfung. Das bedeutet, sie beginnen sich in der Medizin immer weiter auszubreiten und zu standardisieren. Es können aber nicht nur Antikörper gegen die Helfer-1-Zellen hergestellt werden, sondern auch gegen die Botenstoffe, die Interleukine, die die Aktivität der Helfer-1-Zellen steuern (Anti-IL2/IFNα). Bremse ich die Botenstoffe, werden die Zellen gebremst.

Liegt eine Störung des Gleichgewichts zwischen Helfer-1- und Helfer-2-Zellen vor, so kann man zusätzlich nicht nur die Helfer-1-Zellen auf die eben beschriebene Art bremsen, sondern den Gegenspieler, die Helfer-2-Zellen, durch Gabe der aktivierenden Botenstoffe Interleukin 4 (IL4) und Interleukin 5 (IL 5) fördern.

Genau im umgekehrten Sinn können die Erkrankungen durch Helfer-2-Zellen-Fehlfunktion, also die allergischen Erkrankungen, behandelt werden. Freie Botenstoffe können nicht nur durch Antikörper, die gegen sie gerichtet sind, blockiert werden, sie können auch durch Zugabe des Rezeptors, an den sie sich normalerweise binden, abgefangen werden. Ist das Molekül, gegen das die Immunantwort gerichtet ist, bekannt, so ist die Herstellung von therapeutischen Impfstoffen möglich, die eine Umstimmung des Immunsystems bewirken, wodurch ein krankmachender Mechanismus abgeschaltet wird. Auf dieser Basis funktioniert die spezifische Immuntherapie bei Allergien wie Heuschnupfen.

Wir leben also in einer Zeit des Umbruchs. Noch behandeln wir überwiegend mit Kortison, doch die Medizin entwickelt im Hintergrund schon Therapien, die die natürlichen Regulationsvorgänge des Körpers unterstützen und imitieren.

Kortison wird in der Behandlung seine Bedeutung verlieren, aber nie gänzlich bedeutungslos werden

Aufgrund seiner Bedeutung für das Leben selbst wird Kortison wohl auch in Zukunft unschätzbare Dienste leisten, aber nicht mehr diese Bedeutung haben. Wir haben einen Bogen von der Vergangenheit in die Zukunft gespannt und können nun realistisch und kritisch Kortison beurteilen. Es haben in der Vergangenheit immer Zeiten der Kortisoneuphorie mit Zeiten der Kortisonverdammung abgewechselt.

Derzeit ist es wieder so, dass Bedenken wie »Kortison ist doch Gift?« oder »Kortison erzeugt Krebs!« geäußert werden. Es kostet in der täglichen Arbeit zusätzlich Zeit, diese irrationalen Ängste und falschen Behauptungen zu widerlegen. Sie stammen aus den Erfahrungen mit Nebenwirkungen, die sich herumgesprochen haben und sich dabei wie eine Sage phantasievoll weiterentwickelt haben. Das Kind mit dem

Bade auszuschütten, stellt allerdings auch keine Lösung dar.

Dieses Buch sollte mit seinem kleinen Überblick helfen, Ängste vor Kortison durch Informationen über Kortison zu ersetzen. Der Einsatz von Kortison erfolgt nicht leichtfertig, sondern nach sorgfältiger Abwägung von Nutzen und Risiko. Leider gibt es oft keine befriedigenderen Ausweichmöglichkeiten, so sehr sie auch von allen Beteiligten gewünscht werden.

Eine seriöse ärztliche Tätigkeit muss sich diesen Gegebenheiten stellen und wahrheitsgemäß die Situation mit den Patienten besprechen.

Sachwortregister